El ayuno cambio mi salud

Hizo un milagro, cambio mi vida

Autor:

Claudia Ghío N.

Índice

INTRODUCCION

El ayuno es muy beneficioso para tu salud, mente, equilibrio, ya sea para desintoxicar al máximo tu cuerpo, bajar de peso o curar enfermedades. Cure 3 enfermedades solo con ayunos, querer es poder, ¡¡ayunar es gratis!!! Solo requiere fuerza de voluntad. Existen varios tipos de ayuno. Nos vamos a enfocar en 2 tipos de ayuno:

El ayuno de 24 horas y el ayuno intermitente de 16 horas ¿Serías capaz de hacerlo? Quizás, te sorprenderás y te animaras a intentarlo.

Comer es un placer, pero la alimentación lo es todo para una vida saludable, y si va en compañía de los ayunos, aun mejor.

Antes de empezar un ayuno es importante que las personas se vayan preparando física y mentalmente. es importante que antes y después del ayuno se limpie la alimentación (evitar completamente los alimentos procesados) y se reduzcan los alimentos de origen animal, para empezar a preparar al cuerpo en este proceso de depuración.

Para estar más saludable agregarle a tu alimentación diaria algunos de los super alimentos que contienen antioxidantes.

Empezare diciendo que no soy una chica que se olvida de comer, al contrario, me gusta comer, pero también se cerrar la boca cuando decido ayunar para mejorar mi salud y recordar los múltiples beneficios que trae ayunar y beber mucha agua el día del ayuno.

Yo definiría ayunar: Es rejuvenecer células del organismo, depurar y limpiar toxinas que quedan atrapadas en nuestro organismo y quedan estancadas por largos periodos, acumulándose de forma negativa en nuestro cuerpo que con el tiempo se convierten en enfermedades.

Entender lo importante que es ayunar para estar siempre muy saludable, energizante, libre de estrés, sentirse vital con más energías, mejor ánimo y con una piel más joven y tersa. Perder peso, grasa saturada que ni los ejercicios a veces logran sacarla de nuestro cuerpo ¿Crees que podrás lograrlo?

Es cierto, los pensamientos son muy poderosos y pueden evitar que logres tus metas. Pero esa misma fuerza puede ser aplicada a cumplir tus sueños. La próxima vez que te sientas desmotivado, usa el ayuno para recargar fuerzas. ¡Funciona!

CAPITULO I

Mi experiencia con mis primeros ayunos

Los Beneficios de ayunar son múltiples. Es bueno para perder peso y se vincula a la mejoría de los niveles de azúcar en la sangre, reducción del riesgo de enfermedades cardiovasculares y cáncer. Y no solo eso, podría ayudar a su cerebro a prevenir enfermedades neurodegenerativas como el Alzheimer y el Parkinson mientras mejora el estado de ánimo y la memoria.

"Ayunar hace personas más felices".

El primer día me las arreglé para no comer durante 24 horas, una voluntad que nació de lo mal que me sentía, pero no fue fácil. No paraba de pensar obsesivamente en la comida y mi cabeza no hacía más que decirme: 'Tengo hambre, tengo hambre. tengo hambre, tengo hambre, me estoy muriendo. Quizá dejar de comer de una manera tan abrupta no sea el mejor camino para todos. Si sientes que es tu caso puedes comenzar con solo un par de días a la semana por   16 horas, 3 veces por semana, a medida que hagas los ayunos con más frecuencia el hambre ira desapareciendo y comprobaras que comer es Psicológico, tener ataques de ansiedad también lo es, pero una vez que te mentalizas hacer ayunos tu mente es más fuerte que todo. Esto lo fui descubriendo poco a poco, cada día de la semana que elegia ayunar por 24 horas.

A continuación, quiero compartir contigo los detalles del porqué, cómo, dónde y qué he sentido y pensado en esta experiencia para que conozcas más los beneficios de esta práctica, intentes entenderme o te animes a probarlo.

Comprendí después de un par de semanas, que ayunar es el mejor regalo que le puedo entregar a mi cuerpo, no se trataba de uno más de mis inventos o locuras que me propongo hacer, tome la decisión de curarme de todos los males que me estaban sucediendo y ningún doctor pudo sanarme, tampoco quería depender de remedios cada día y noche, sentía que me estaba volviendo loca, inquieta, no podía conciliar el sueño, pensé sabiamente o sigo las indicaciones de mis doctores y me sigo medicando, gastando dinero en exámenes y remedios, o me empiezo a torturar y fallecer de hambre con los ayunos. ¡¡Adivinen que!!

Decidí en forma voluntaria hacer un détox a mi cuerpo o desintoxicación, al principio no sabía si lo lograría por 24 horas. Nunca en mi vida había estado sin ingerir alimentos tanto tiempo, pensé a los más me podría desmayar, pero saben que no ocurrió eso, porque ingerí mucha agua y hiervas naturales, sin endulzar cerca de 2 litros durante el día, cuando pasaron ya cerca de 18 horas de ayuno mi cabeza explotaba del dolor. No tenía fuerza ni para moverme, me asusté, pero luego comprendí que mi cuerpo se estaba limpiando de las tantas toxinas sucias que tenía dentro de mí por lo que he respirado a diarios ciertos químicos, diferentes alimentos que a veces no deberíamos ingerir, pero los comemos igual.

Cuando estaba en horas de ayuno, imaginaba un helado de chocolate, avena con fruta y unas tostadas con mantequilla derretida, se me hacía agua la boca, sentía e imaginaba olores a diferentes comidas, pero aun así me mantuve firme con la boca bien cerrada y cada vez que me venía un sonido en mi estómago, señal de hambre, tomaba un gran vaso de agua o hierba natural como manzanilla o menta y se calmaba y se me olvidaba la comida, recuerdo mirar el reloj constantemente para saber cuántas horas me quedaban para terminar mi ayuno, y poder comer lentamente y de a poco.

Sentía que por primera vez en mi vida el tiempo no avanzaba, el hambre era Psicológico, pero lo fui descubriendo a medida que venía una nueva semana y comenzaba mi segundo ayuno de 24 horas y ¿adivinen que ocurrió?

Comencé mi ayuno nuevamente un día domingo a las 19.00 horas para terminarlo un día lunes a las 19.00 horas. Sentí un leve dolor de cabeza al cabo de 18 horas, pude salir en bicicleta, hacer unas compras y me sentía genial con fuerza, sin hambre, y sentía como si hubiese desayunado y almorzado, no había hambre como en el primer ayuno, no había tanto dolor de cabeza podía abrir el refrigerador sin deseo de comer lo que estaba ahí, sentía los olores a todo lo que me gusta, pero no me llamaba la atención en probar nada, seguía disfrutando de mis aguas de hiervas o simplemente tomar agua cuando sentía un vacío en mi estómago. Cuando ayunas empiezas a comprender lo bueno de la vida, que no es solo la comida, disfrutas más tu baño de ducha al despertar, o mirar tu jardín y las plantas, yo me sentía como preparada para una guerra y estar a solo agua, comprendí realmente que el hambre es Psicológico muchas veces, porque sabemos que debemos ingerir al menos 5 a 4 comidas diarias, Pero muchas veces son solo deseos de comer algo que tú y tu cuerpo no lo necesitan. Al terminar el ayuno no te imaginas el placer que es hincarle el diente a una aceituna, palta o lechuga o beber un jugo natural de naranja o mango. Disfrutas más el comer después de haber estado 24 horas sin comer, pero ojo, no se debe abusar después de un largo ayuno, se debe comer despacito y poquita cantidad hasta que tu cuerpo vuelva asimilar alimentos.

Nuestro colón, riñones, hígado y piel -entre muchos otros- son los órganos que constantemente están eliminando lo que nuestro cuerpo no puede aprovechar o le es dañino. Pierdes peso, aunque no era lo que perseguía, es un bono, hay personas las más pesadas, que llegan a perder 15 Kilos! Yo creo que -reales- he perdido unos 1 a 2 kg. Por ayuno. Igualmente, no es menor el que tu cuerpo adelgace en forma sana, sacando toda la grasa saturada que tenemos atrapada en nuestro interior y que muchas veces no la eliminamos con nada, ni siquiera incorporándonos a un gimnasio!!

Cuando ayunamos también debemos orar

Si nunca antes has ayunado, te recomiendo empezar con pequeños ayunos intermitentes. Algo que practico y que está demostrado ser súper beneficioso para el cuerpo.

La idea es que vallas acostumbrando a tu cuerpo a ingerir menos alimentos o alimentos más sano un día antes de ayunar.

El ayunar de vez en cuando es saludable para el cuerpo y ayuda a la mente a estar más activa.

Cuando ayunamos, también debemos orar
La oración es una parte necesaria del ayuno. En las escrituras, el ayuno y la oración se mencionan juntos.

A nuestro ayuno lo debe acompañar la oración sincera, y es necesario que comencemos y terminemos nuestro ayuno con una oración. Yo personalmente hago la oración al terminar el ayuno, mi oración consiste en pedir por mi salud o por la persona que estamos ayunando eso es algo super personal a mí me gusta agradecer para estar saludable y también, aprovecho de pedir por medio del ayuno y de la oración, podemos vencer debilidades o encontrar solución a problemas. Algunas veces oramos y ayunamos para pedir ayuda o guía para otras personas, por ejemplo, en beneficio de un familiar que esté enfermo y que necesite una bendición.

Podemos ayunar a fin de ayudar a otros a aceptar la verdad. El ayuno puede ayudar a reconfortarnos en tiempos de pesar y duelo. El ayuno también nos ayuda a ser humildes y a sentirnos más cerca de nuestro Padre Celestial. El ayuno mejora nuestra vida y nos da fortaleza adicional; nos ayuda a vivir otros principios, porque nos acerca más al Señor.

El ayuno nos ayuda a obtener fortaleza de carácter; cuando ayunamos en forma apropiada, aprendemos a controlar nuestros apetitos y nuestras pasiones. Llegamos a ser un poco más fuertes cuando nos demostramos a nosotros mismos que podemos ejercer autocontrol. Si enseñamos a nuestros hijos a ayunar, ellos desarrollarán la fuerza espiritual necesaria para vencer tentaciones más grandes a lo largo de su vida.

El Salvador ha dicho a quienes ayunan en forma correcta: "…tu Padre, que ve en lo secreto, te recompensará en público"

Alergia Crónica

Cada vez que sentía hambre, dolor de cabeza, recordaba lo mal que estaba mi alergia crónica, la desesperación de rascarme, de levantarme cada noche a ver que podía aplicar en mi rostro y cuello, intente con (vinagre de manzana, talco, frotarme un limón, ungüentos) solo calmaba por unos 20 minutos el picor de mi alergia, lloraba de impotencia, visite muchas Clínicas, Dermatólogos los mejores, gaste una importante suma de dinero en cremas dermatológicas especiales que mande hacer, exámenes de todo tipo, test de alergias varios y nadie sabía la causa de mi alergia que ya llevaba 3 meses en mi piel, mi autoestima bajo mucho, no podía maquillarme, tuve que dejar de usar mis cremas de limpieza favorita, de día y noche, cambiar todo por productos dermatológicos especiales para alergias y muy costosos. dejar mi rutina diaria de exfoliantes, mis cremas preferidas, me sentía muy triste y pensaba al irme a dormir, porque me ocurre esto a mí. Si yo siempre he tenido linda piel mi cara suave.

Muchas veces la gente me decía en la calle que linda su piel que cremas usa, después de la alergia crónica no quería salir ni a la calle, me escondía trataba solo de salir si requería ir a visitar al dermatólogo, mi cara era un desastre estaba hinchada, levemente arañada por mis uñas. muy roja.

Hasta llego a pensar uno de los Dermatólogos que me trato, que estaba iniciando una rosácea. (La rosácea es una afección cutánea frecuente que provoca enrojecimiento y vasos sanguíneos visibles en la cara. (Claramente este doctor no acertó.

Debido a que mi cara se colocaba muy roja en las mejillas, en mi desesperación   de alergia y cara roja que parecía un tomate con agujeros, así sentía mi piel roja, con picor y caliente, todo esto comenzó en el mes de febrero cuando hacía demasiado calor, duro 3 meses, fueron los 3 meses más largo de mi vida. ¿Saben por qué?

Porque a fines de junio de ese mismo año, tenía un viaje familiar programado a la Isla San Andrés, Colombia, y pensaba como voy a ir así, tomar sol, bañarme en agua de mar y piscinas con cloro, si la Dermatóloga me prohibió todo eso, sobre todo exponerme al sol, ya tenía los pasajes y hotel comprado, no iba a desilusionar a mi familia y privarlos de vacacionar por mi rostro casi deforme por la alergia crónica, fue ahí que entre en pánico llegue a tener un nivel de estrés crónico diagnosticado por los médicos, a esto sumarle que había sido madre hace 1 año el estrés que conlleva de tener un hijo, criarlo, desvelarse cada noche para callar su llanto. Amamantarlo, fue ahí cuando dije.¡¡Dios mío, ayúdame !! Que hago...

Decidí realizarme los Test de alergia de 24 parches en espalda que se usan por 48 horas, examen para detectar hipersensibilidad algún alimento u otra sustancia) Hay personas que tienen hipersensibilidad a ciertos materiales, como metales o látex, lo que genera enrojecimiento y molestias en la zona de la piel que está en contacto con ellos, fenómeno conocido como dermatitis o eczema. "Ante una reacción crónica cutánea siempre se debe realizar el Test para aclarar qué sustancia de las muchas que usamos (cremas, jabones, gomas, níquel, etc.) puede estar relacionada con esta respuesta", afirma el especialista.

Este examen también es de gran utilidad para detectar alergias a algunos alimentos, como leche, pescados, mariscos, ciertos frutos secos y cítricos, entre otros. La hipersensibilidad a este tipo de alergenos puede generar alteraciones a nivel de la piel o intestino. La prueba consiste en la aplicación en la espalda de "parches" embebidos con una baja concentración de diferentes antígenos. Estos productos deben permanecer en contacto con la piel durante dos días. Luego se retiran y se observa la reacción, y al tercer o cuarto día se evalúa nuevamente el área comprometida.

En definitiva me lo realice, fue molesto, no podía ducharme en 2 días, solo por partes lavarme hasta que revisaran y quitaran los parches, yo esperaba ser alérgica algo, pero no fue así, no salí alérgica a nada, otra desilusión más para mí, nuevamente los dermatólogos seguían sin saber porque tenía mi alergia crónica en todo la cara y cuello, fue el momento en que colapse y decidí no ver más dermatólogos ni doctores de medicina general, sentí que perdí 3 meses en tiempo, dinero y por nada ,para no obtener solución definitiva a mi problema, comprendí que el negocio farmacéutico con mi dermatólogo nunca acabaría, yo cuido mi dinero, no me gusta tampoco depender de un medicamento de por vida, me dieron corticoide por periodos de largos, cremas preparadas con componentes muy fuertes que sentía quemaban mi piel y la picazón la calmaban solo por horas, mi estrés aumentaba solo por ver que no daban una solución a mi problema, suelo ser de esas personas que no se quedan convencidas con que no hay solución algo, suelo indagar más allá. Fue así como encontré en internet después de largas horas para ser más exacta buscando hasta los remedios de la abuelita, probé de todo nada funciono, hasta que Dios me llevo a encontrar un relato sobre los ayunos de 24 horas que limpiaban tu cuerpo de toda enfermedad, sacan toxinas malas que son las originarias de nuestras enfermedades, un médico olistico le decía a un joven como curar su alergia crónica que tenía desde hace 20 años y llevaba medicado toda su vida, le dijo que la solución a su problema era hacer ayuno de 3 días 72 horas. En resumen este joven lo hizo y sus resultados fueron tan sorprendentes que nunca más tomo antialérgicos y se mejoró, entonces dije yo no me queda más que creerle y mi fe, fue tan grande que tome la decisión de hacer lo mismo ,pero por 24 horas ,72 horas dije es demasiado para el ritmo de vida que llevo, trabajo independiente, soy dueña de casa y cuido de mis 2 hijos pequeños, no podría seguir con mi rutina diaria y a eso sumarle 72 horas sin comida, entonces me anime hacer el de 24 horas, lo converse con mi familia , ellos me miraron así como será posible que aguantes 24 horas sin comer nada con el ritmo de vida que llevas ? Pues, les dije lo hare está decidido y empiezo el domingo a las 19 horas, tengo fe que funcionara no tengo más alternativa de mejoría.

Fue cuando decidí, empezar a realizar ayunos de 24 horas 1 vez por semana durante 2 meses (faltaban solo 2 meses para irme de vacaciones) también tuve que dejar desde el primer ayuno todos los antialérgicos que tomaba y los corticoides, lo hice.

Después del primer ayuno de 24 horas, donde solo tome mucha agua, cerca de 2 litros o más, sentí mucho dolor de cabeza, mareos, fatiga me sentía horrible, pero aun así no desistí y seguí hasta terminar el día lunes a las 19 horas, Después comencé con la oración para poder ingerir alimentos, tenía tanta, pero tanta hambre que comí como bastante muchas ensaladas verdes con pechuga de pollo sin grasa y un vaso grande de jugo de naranja natural , sin endulzar. Me sentía tan aliviada de la fatiga que tuve, se quitó mi dolor de cabeza, mis mareos, hasta recuerdo dormí mejor esa noche, amanecí con mi cara mejor ya no estaba roja, habían desaparecido varias ronchas de alergia quedaba como un 50% de alergia visualmente, mi cara muy deshinchada, yo no podía creerlo que con el primer ayuno viera tal mejoría, sentía que esto si funcionaria. Espere hasta el domingo próximo para ayunar nuevamente, ya sabía lo que se venía, estaba más mentalizada para controlar el hambre como si estuviera en una guerra. Mi mente es tan fuerte que dije lo lograre vamos por el segundo ayuno de 24 horas, fue más llevadero, dolor de cabeza fue solo a ratos, fatiga cada vez que venía, tomaba mucha agua o aguas de hierva natural sin endulzar y natural de manzanilla o menta tomaba unas 4 por día en total bebía 2 litros de agua, también orinaba muchas veces al día, se supone que al orinar uno está limpiando su cuerpo de las toxinas malas que se acumulan en grasas saturadas que ni siquiera el gimnasio logra deshacer esas grasas tan malas que quedan atrapadas en nuestro cuerpo.

Terminado el segundo ayuno de 24 horas fui reduciendo la ingesta de comidas esta vez solo tomé un rico batido preparado en la juguera (un plátano, un vaso grande de agua, una cucharada sopera de miel, media cucharadita de jengibre en polvo, media cucharadita de cúrcuma en polvo, media cucharadita de canela en polvo, y 5 cucharadas soperas de avena. Todo esto en la juguera por 1 minuto y no sabes la energía, que te da, quedas muy satisfecho y muy nutritivo y con poderes antinflamatorias. A continuación, resumiré las propiedades y beneficios de estos maravillosos antinflamatorios que uso a diario en mi desayuno de batidos, y son riquísimos y muy saludables.

Canela: Te ayudará a depurar tu organismo gracias a sus propiedades facilitan el proceso de digestión, mejora tu circulación y elimina las venas varicosas. Puede tratar síntomas de artritis. Si atraviesas por una situación estresante, ayudará a calmar tus nervios. Ayudará a reducir tus células cancerígenas.

Perder peso Buena alternativa para quienes padecen diabetes y sobrepeso. Al aumentar la capacidad de la insulina para metabolizar el azúcar, la canela te puede ayudar a disminuir los antojos de cosas dulces. Así consumirás menos azúcar y menor cantidad de calorías.

El **jengibre:** una sustancia con potentes propiedades medicinales, tiene potentes efectos antiinflamatorios y antioxidantes. El jengibre no tiene un efecto inmediato, pero puede ser efectivo para reducir la progresión diaria del dolor muscular. Existen estudios que demuestran que el jengibre es eficaz a la hora de reducir los síntomas de la osteoartritis, un problema muy común de salud. El jengibre puede reducir drásticamente el azúcar en sangre y mejorar los factores de riesgo de enfermedades cardíacas.

También parece ser muy efectivo contra los dolores menstruales cuando se toma al comienzo del periodo menstrual

Hay indicios, tanto en animales como en seres humanos, de que el jengibre puede provocar reducciones importantes de los niveles de colesterol LDL y triglicéridos en sangre.

Cúrcuma: Te ayuda a digerir bien los alimentos, te alivia la sensación de empacho, la dispepsia o indigestión y previene la formación de gases y flatulencias.

Actúa como un excelente antiinflamatorio estomacal e intestinal, muy adecuado en caso de gastritis y gastroenteritis, pero también como apoyo en el tratamiento de la pancreatitis y el colon irritable. Favorece la metabolización de las grasas. Es útil para ayudar a perder peso. La curcumina, asimilada en la dieta, puede limitar la extensión del tejido graso, inhibiendo el crecimiento de nuevos vasos sanguíneos o angiogénesis, y por ello se incluye en terapias de adelgazamiento. Es una buena aliada en caso de reumatismos diversos, como artritis y artrosis, con la ventaja de que, a diferencia de otros antiinflamatorios, no genera daños en las mucosas gástricas.

La avena es un cereal muy completo y equilibrado. Junto a los carbohidratos y la fibra, aporta más proteína, grasa y minerales que otros cereales.

Te aporta, por ejemplo, muy buenas cantidades de magnesio, cobre, hierro, cinc y vitamina B1, así como pequeñas dosis de calcio, ácido fólico y otras vitaminas del grupo B. Además, es muy rica en manganeso. Y todo esto de forma muy condensada: en poca cantidad y sin aportar demasiadas calorías. La avena sienta bien, te sacia, se regula el tránsito intestinal. Esta composición, junto a la presencia de varias sustancias que la hacen única, le otorga ventajosas propiedades para la salud:

Es rica en antioxidantes
Estos antioxidantes no solo combaten la oxidación celular, sino que tienen un efecto regulador de la presión arterial y antiinflamatorio. Esto se debe a que aumentan la producción de óxido nítrico, un gas favorece la dilatación de los vasos sanguíneos. Alimenta las bacterias buenas del intestino

La avena es rica en una fibra soluble llamada betaglucano, que es fermentable. Eso hace que tenga un efecto prebiótico en el intestino. Regula los niveles de azúcar, Los betaglucanos, al ser solubles en agua, forman un gel durante la digestión que enlentece el vaciado del estómago y el paso de los azúcares a la sangre.

Esto hace que la avena ayude a reducir los niveles de azúcar en sangre y a mejorar la respuesta insulínica. Se considera especialmente útil en casos de diabetes de tipo 2. Te ayuda a reducir el colesterol. Los betaglucanos de la avena también contribuyen a reducir el colesterol malo LDL. Todo ello hace que la avena sea ideal para incluir en la dieta a fin de prevenir trastornos cardiovasculares.

El Estrés

Fui diagnosticada con estrés crónico, todo comenzó con rigidez en mi espalda, recuerdo el dolor lo sentía desde la parte del tórax izquierdo, hasta el musculo fascia toracolumbar.

No podía moverme, agacharme, sentía como agujas que clavaban mi espalda cada vez que respiraba o tragaba algún alimento, incluso al beber agua, al toser. Me asuste tanto recuerdo haber llamado a un amigo que es doctor para preguntarle que me sucedía, el respondió debe ser estrés crónico, debido a tantas cosas que haces, el cuerpo acumula y acumula esa carga que no tiene por donde salir y puede haber sido el dolor e inmovilización que te sucedió en cualquier parte de tu cuerpo. ¿Qué hago? Pregunte, muy adolorida, respondió te sugiero colocar guateros calientes idealmente de semillas en la zona afectada y luego dar masaje suave en la zona, para que el musculo valla soltando, tomar un antinflamatorio e idealmente un relajante muscular, seguí el paso al pie de la letra, nunca he sido muy amiga de medicarme, detesto hacerlo, no quedaba de otra, no era capaz de moverme de la cama ni desplazarme ni siquiera para ir al baño por el alto nivel de dolor que tenía y si daba un paso o me movía 2 cm el dolor se agudizaba profundamente y sentía nuevamente esos pinchazos tipo agujas que te llegan hasta el alma. Estuve entre 2 a 3 días con masajes y guateros hasta que por fin el dolor cedió y se fue, solo quedo resentida mi espalda y con los días paso.

Recuerdo después, comenzó mi caída del pelo, sacaba muchos mechones de la tina a diario, pelos sueltos repartidos por mi casa, sentí que iba a perder todo mi pelo, tuve insomnio, poco deseo sexual y adivinen que todo esto gracias al estrés. Al cabo de un tiempo nuevamente volvió ese dolor punzante con clavadas tipo agujas en mi espalda izquierda, entonces mi estrés seguía fue cuando decidí hacer ayunos ya que había curado mi alergia crónica y desde que me enfoque hacer ayunos deje de sentir esas clavadas, dolores que me dejaban sin moverme y me llevaban directo a la cama por largas horas, ya no era necesario medicare con antinflamatorios, el guatero si lo usaba porque necesitaba calmar mi dolor en el momento, pero comprendí que lo que realmente bajo mi nivel de estrés fueron los ayunos de 24 horas ,mezclados con intermitentes 3 veces por semana.

Mi vida cambia drásticamente sentía con más energías, mi cuerpo más liviano debido también a unos pocos kilos que logre bajar, mis toxinas de estrés se fueron por la orina, mi mente estaba más despierta, mi estado emocional era mucho más alegre, sentía como si me hubiese sacado un gran peso de mi cuerpo , dejaron de darme esos espasmos musculares de rigidez, antes también los tenía en las piernas, ya no recuerdo sentir calambres ni rigidez en mis piernas, y si algún día vuelven quiere decir que necesito ayunar de emergencia para que se vallan, sin necesidad de recurrir antinflamatorios o relajantes musculares, porque todo eso a la larga termina dañando otros órganos de nuestro cuerpo y termina en una nueva enfermedad.

"Mi trabajo me generaba un gran nivel de estrés y gracias al ayuno conseguí ponerlo a tono", durante el ayuno se produce una desintoxicación del organismo, pero hay que saber hacerlo. Es necesario, por ejemplo, beber mucha agua y practicar deporte para que los tóxicos puedan ser evacuados a través del sudor o la orina. Te aseguro que esta práctica no solo depura y elimina grasa (al no ingerir alimentos se recurre a las reservas de grasas) sino que, paradójicamente, recarga las pilas.

Al liberar de su cuerpo las sustancias toxicas, aumenta su sensación de fortaleza y bienestar inmediatamente al término del ayuno, el sentido de hambre desaparece cada vez que ayunamos más seguido, ósea, cada vez es más fácil lograrlo. Efectivamente no se puede pasar de comer como rey al ayuno absoluto, debe ser paulatino. Por eso recomendamos que antes de someterse a esta experiencia se abandonen unos días antes los hábitos de vida poco saludables, como por ejemplo el tabaco y el alcohol"

El estrés en sí mismo no es peligroso, ya que forma parte de nuestras vidas y, en cierto modo, es normal padecerlo, Sin embargo, estar expuestos a niveles altos de estrés continuamente tiene sus consecuencias: insomnio, dolores generalizados, depresión, acné, úlceras, eccemas, reducción del deseo sexual, pérdida del cabello... Para minimizar sus efectos, te proponemos esta serie de alimentos que ayudan a combatir el estrés.

13 alimentos contra el estrés

1.Espárragos: Los espárragos son ricos en ácido fólico, que es esencial para mantener la calma. Ya sean en ensaladas, a la plancha o al horno, este alimento constituye además una excelente fuente de fibra y vitamina B.

2.Avena: La avena es un carbohidrato complejo que ayuda a aumentar los niveles de serotonina en el cerebro. La serotonina es un neurotransmisor responsable de impulsar el estado de ánimo y también la relajación. A pesar de que todos los carbohidratos tienen este efecto (incluidas las golosinas, los refrescos, los dulces o las patatas fritas), la avena, aparte de ser más saludable, tarda más en digerirse y, por tanto, tiene efectos más duraderos.

3. Yogur: Tomar un yogur natural cada día regenera la flora intestinal y favorece la producción de serotonina, la hormona que produce el cerebro y que está íntimamente relacionada la regulación de nuestro estado de ánimo. También es un regulador del sueño, por lo que favorece un sueño apacible al mismo tiempo que controla nuestro estrés y nuestra temperatura corporal.

4.Naranjas: Las naranjas son frutas muy apreciadas por su abundancia en vitamina C. Sin embargo, esta vitamina, además de estimular el sistema inmunológico, también frena los niveles de la hormona del estrés, el cortisol, lo que convierte a las naranjas en un excelente aliado antiestrés.

5. Chocolate negro: Muchos estudios han demostrado las bondades del chocolate negro para multitud de aspectos, entre otros, nuestro estado de ánimo. Tomar una pequeña cantidad de chocolate negro al día (40-50 gramos) reduce los niveles de hormonas de estrés. Sin olvidarnos de la gran cantidad de antioxidantes que contiene (más que las frutas).

6.Coliflor: Este repollo de forma redondeada y de hojas lisas, al igual que todas las frutas y verduras de color morado (arándanos, berenjenas, moras, rábanos, cerezas...) contiene antocianinas que protegen contra las enfermedades cardiovasculares y mejoran la claridad mental. Todas estas frutas y verduras han demostrado ser útiles en la lucha contra el estrés.

7.Limones: Los limones contienen grandes cantidades de antioxidantes tan valiosos como la vitamina C, capaces de purificar y proteger las células del hígado.

Si buscamos el remedio más natural existente contra el estrés, sin duda sería el zumo de limón. Tomándolo en ayunas nos ayudará contra el estrés, la fatiga y el cansancio crónico.

8. Té de manzanilla: El té de camomila junto con el tradicional vaso de leche templada son los mejores aliados contra el estrés antes de irnos a la cama. Un estudio de la Universidad de Pennsylvania demostró la eficacia de la manzanilla en un experimento con personas con trastorno de ansiedad generalizada. Tras 8 semanas de tratamiento, los pacientes tuvieron una caída significativa en los síntomas de ansiedad. También son recomendables hierbas como la valeriana, la flor de naranja o la hierba luisa.

9.Ostras: A pesar de la fama de alimento afrodisíaco, sus beneficios no acaban ahí. Como ejemplo de alimento contra el estrés, seis ostras tienen más de la mitad de la dosis diaria recomendada de un mineral muy importante: el zinc. Así, las ostras aumentan la resistencia contra el estrés, combaten el cansancio y aportan energía extra.

10.Vino tinto: Un vaso de vino tinto al día ayuda a prevenir la depresión, la ansiedad y el estrés. El vino mejora nuestra circulación sanguínea y reduce la presión arterial, entre otras cosas. El papel protector contra el estrés del alcohol, especialmente del vino tinto, blanco y en menor medida la cerveza, es un buen motivo para tomar de entre 2 y 7 copas de vino.

11.Arandanos: Estas bayas, así como otros alimentos de color morado, contienen antocianinas. Estos antioxidantes naturales ayudan a formar serotonina y dopamina, los neurotransmisores que mejoran el humor y la memoria, respectivamente. Toma un puñado al día, como tentempié, en el desayuno o en la ensalada.

12. Plátanos: Aportan potasio y triptófano. Además, si están poco maduros, tienen un almidón prebiótico que alimenta las bacterias que regeneran la flora intestinal, en la cual se fabrica el 90% de la serotonina que produce nuestro organismo. Come de 4 a 6 plátanos por semana.

13. Acelgas y hojas verdes: Las acelgas y las verduras de hoja verde no pueden faltar a diario por su aporte de magnesio, uno de los minerales que más se consume en momentos de estrés. Además, por su riqueza en ácido fólico, contribuyen a la formación de neurotransmisores. Come 3 veces como lechuga, col, acelga, pimentón verde, combínalas.

El estrés prolongado nos acaba debilitando. Para recuperarnos y vencerlo, necesitamos reponer las sustancias que ayudan a producir los neurotransmisores del bienestar.

El estrés es una respuesta fisiológica frente a una amenaza real o imaginada. En situaciones de estrés, el organismo se prepara para luchar o huir, aunque hoy lo usual es sufrir estrés por nuestro ritmo de vida.

En cualquier caso, es importante reponer nutrientes que el organismo consume de más en esos momentos: vitamina C, magnesio, calcio y omega-3 son indispensables.

Además, hay que tener presente que el cuerpo necesita más recursos energéticos. Por eso, cuando estamos estresados, nos apetecen más alimentos procesados con grasas hidrogenadas y un exceso de azúcar o sal, placeres momentáneos que desequilibran el sistema nervioso.

Si escogemos alimentos saludables, podemos aliviar la tensión, estabilizar el azúcar en sangre e ir eliminando el estrés.

Algunos alimentos cocinados al horno ayudan a relajarse y a conciliar el sueño. Por ejemplo, calabazas, boniatos, patatas, yuca…

A su vez, un objetivo principal es mantener la salud intestinal para garantizar la formación de los neurotransmisores necesarios.

Los alimentos con nutrientes aportan energía y necesidades diferentes al organismo en situación de estrés.

Como afecta tu salud el estrés

Llevar un ritmo de vida demasiado ajetreado, querer mantenerlo todo bajo control y tener mil cosas en la cabeza...

Quizás consideres normal la tensión que tu día a día te provoca y te resignes a sufrirla, pero te conviene conocer los límites de tu cuerpo. Prácticamente todos hemos pasado por momentos de ansiedad, e incluso se dice que en algunos casos es buena para estimularte a lograr tus metas. Sin embargo, cuando se vive siempre en "modo de emergencia", la mente y el cuerpo pueden pagar un alto precio.

El motivo es que el organismo se acostumbra a liberar cantidades anormales de sustancias al torrente sanguíneo, y a la larga esto hace que tus tejidos se resientan. Junto con la adrenalina, que también es segregada abundantemente cuando nos estresamos, esta sustancia se encarga de hacer que los niveles de glucosa en sangre suban mucho con la finalidad de proveer de energía extra al organismo ante una situación de peligro. La adrenalina, además, hace que se eleve el ritmo cardíaco, la respiración y la tensión, y dilata los bronquios para que entre más oxígeno. Por otro lado, reduce la circulación sanguínea en zonas como la piel para canalizarla hacia los músculos.

Por un lado, el hecho de que nuestro cuerpo trabaje a marchas forzadas hace que nuestras células se vayan desgastando rápidamente para dar una respuesta rápida ante la urgencia.

Por el otro, mientras esto ocurre, se reducen otras funciones, como la digestión o la reparación de los tejidos, que por dar sus frutos a largo plazo quedan en segundo plano. El desgaste del sistema inmunológico El sistema inmunológico es uno de los más afectados por el desvío de energía hacia aquellos procesos que permiten reaccionar rápidamente ante posibles amenazas. Las defensas bajan cuando vives bajo un estrés constante y muchas veces por eso nos enfermamos. Lo anterior hace que enfermar después de una etapa de mucho trabajo no sea nada extraño: si el estado de estrés se alarga mucho en el tiempo, se multiplican las posibilidades de que ciertos microorganismos dañinos encuentren su oportunidad y se extiendan por tu cuerpo sin encontrar mucha resistencia.

QUÉ LE PASA A TU CUERPO

El exceso de adrenalina y cortisol liberados en sangre día tras día es perjudicial. Por eso muchas molestias comunes están provocadas por el estrés, entre las que destacan las siguientes:

1. Dolor de cervicales: Casi un 50% de las personas con estrés crónico sufren este síntoma. Y es que la zona cervical, cuando se vive bajo una tensión continuada, tiende a agarrotarse ante cualquier situación: una discusión, un pequeño contratiempo... También ocurre con otros músculos de la espalda. De hecho, el estrés provoca que muchas personas vivan eternamente contractura das.

2. Caída del pelo: El estrés altera la absorción de oligoelementos y aminoácidos básicos y estrecha las arterias, limitando la circulación en el cuero cabelludo.

3. Problemas digestivos: A través del aparato digestivo pasan muchos nervios, por lo que este es muy sensible a cualquier trastorno emocional. El movimiento natural de los intestinos se altera cuando se está bajo tensión, lo que puede causar desde diarrea hasta estreñimiento, dependiendo de la persona.
También aumenta la acidez del estómago, porque se segrega un exceso de jugos gástricos. Por otro lado, la presión constante también hace que comas más rápido, provocando gases de forma indirecta.

4. Alteraciones del sueño: Unos niveles altos de cortisol te mantienen en un estado de alerta tal que dificultan la relajación y, por tanto, te cuesta dormirte. De hecho, el estrés está detrás del 85% de los casos de insomnio, y las mujeres de entre 40 y 49 años son las más afectadas. Además, aunque consigas dormirte, se sabe que los nervios no dejan que el sueño sea reparador, porque impiden completar la fase REM.

5. Mayor irritabilidad: ¿Tienes ganas de "morder" a la gente, a pesar de que no está en tu naturaleza, y sientes que necesitas hacer un gran esfuerzo para controlar tu temperamento? Esto se debe a que el estrés constante hace que generes menos dopamina, la hormona del bienestar. En esa situación, casi cualquier contratiempo puede hacer que perdamos un poco el control

6. Problemas en la piel: Un eccema o una urticaria también puede ser una respuesta a una situación de tensión mal controlada. Y es que el exceso de cortisol en el cuerpo estimula la liberación de histamina, que puede acabar provocando estos trastornos dermatológicos. Además, reduce la producción de colágeno y elastina, las fibras que dan elasticidad a la piel, provocando mayor flacidez. La adrenalina también provoca que empeore el acné.

7. Se te olvidan más cosas: El cortisol que se genera con el estrés reduce la actividad del hipocampo del cerebro, el área donde se "gestionan y se consolidan los recuerdos.

¿CÓMO SE RESIENTE TU SALUD A LARGO PLAZO?

El estrés crónico puede "agotar" directamente el organismo y hacer que enferme:

El corazón sufre. Cuando aumenta la adrenalina, bombea más sangre, pero si esta situación se mantiene en el tiempo tu corazón puede acabar debilitándose. Además, la tensión arterial también se dispara.

La antesala de la depresión. El estrés mantenido acaba con las reservas de dopamina. Por eso, cuando no se controla y avanza hasta la fase de resistencia o agotamiento, una de las consecuencias es la aparición de síntomas depresivos.

Envejecimiento prematuro. Las células emplean el 90% de la energía en renovarse y reparar tejidos. Pero el estrés deja estas funciones en segundo plano, y por eso las personas estresadas envejecen más y lo hacen antes.

Aumenta el riesgo de cáncer de cuello de útero. La ansiedad y el estrés incrementan la probabilidad de desarrollar este tipo de cáncer en la mujer infectada por el virus del papiloma humano. Se cree también que puede jugar un papel relevante en el desarrollo de metástasis y una peor evolución del cáncer.

Como combatir la ansiedad

Muchas veces el estrés no se puede evitar. Hagamos lo que hagamos, terminarán apareciendo situaciones en las que la presión del contexto en el que vivimos nos haga flojear. Pero la solución no es tolerarlo a la espera de que la situación mejore, sino aprender a enfrentarse a él sin que la salud se resienta. Para ello te conviene:

Descubrir si tienes una personalidad propensa a sufrirlo y saber reconocer los síntomas que te alertan de que, aunque no te des cuenta, el estrés te está pasando factura.

Poner en práctica técnicas y hábitos que te ayuden a alejarlo o a soportarlo mejor. En definitiva, que te hagan más fuerte.
Ayunar, delegar tareas, practicar ejercicios de relajación son dos estrategias útiles para ello.

Ayunar soluciona la Resistencia a la insulina, que es la causa de la Diabetes

Cuando el organismo deja de reaccionar a la acción de la insulina se conoce como resistencia a la insulina, o lo que es lo igual, una baja sensibilidad a la insulina.

Es una alteración que se produce en los tejidos adiposos (grasas), que hace que la insulina no ejerza su acción en ellos. La insulina que produce el páncreas no funciona bien, por lo tanto, el cuerpo no reacciona como debe. Con ello aumenta la glucemia, y el páncreas sigue aumentando la necesidad de utilizar más insulina. Es decir, la llave (insulina) no logra abrir la cerradura de las células como antes. Se crea así un círculo vicioso, que cuando el páncreas ya no tiene capacidad para segregar más insulina, puede desembocar en una pre diabetes, diabetes tipo 2 o enfermedades cardiovasculares graves.

Fui diagnosticada **Resistente a la insulina**, por un periodo de seis años, fui medicada con Metformina por largos años (Una vez que se ingiere el medicamento, viaja hasta el intestino donde se absorbe por medio del torrente sanguíneo. -Posteriormente, se aloja en el hígado y reduce la producción de glucosa. -En el intestino, la metformina aumenta la GLP1, hormona que mejora la producción de insulina en el organismo).

Cada seis meses, repetían mis exámenes de glicemia y curva de tolerancia a la glucosa, los primeros años, después 1 vez al año, Habitualmente, cuando se desea descartar una diabetes, el especialista tratante solicita un examen de glicemia, el que consiste en una toma de sangre, generalmente matinal. En algunos casos, cuando los resultados están en el límite o hay elementos de alta sospecha también es necesario realizar una curva de tolerancia a la glucosa o sobrecarga.

¿En qué consiste el examen de glicemia?
Se trata de una muestra de sangre matinal. La mayoría de las veces se realiza junto con exámenes de rutina posterior al periodo de ayuno nocturno, de por lo menos ocho horas.

Los médicos me dijeron debía llevar una vida saludable y mucho ejercicio, idealmente 6 veces por semana, hice todo lo que me dijeron, incluso fui al nutricionista, el cual ideo una dieta especial para mí, también me gustaba mucho ir al gimnasio, pero aun así mi resistencia no mejoraba, seguía y lo demostraban los exámenes que me hacía dos veces por año. Hasta que un día decidí seguir con los ayunos, ya que había mejorado mi alergia y estrés crónico, como siempre tengo mucha fe en los que hago, seguiré con mis ayunos y en seis meses más me repetiré los exámenes de glucosa y curva de insulina, ayune 1 vez por semana cuando eran de 24 horas, y 3 veces por semana cuando eran de 16 horas, semana por media cambiaba de ayuno, pasaron los seis meses y repetí nuevamente mis exámenes y esta vez estaba tan segura que arrojarían otros resultados y así fueron, aparte de hacer ayunos, solía andar en bicicleta 15 minutos por día, siempre fui bien deportista, incluso ahora no hice deporte, todo lo dejé en manos del ayuno y los resultados fueron esplendidos. Hoy en día gracias a Dios me siento super sana y todo esto se lo debo a la bendición de ayunar.

Deje la Metformina hace casi 2 años, los médicos me dijeron debía tomarla de por vida, de lo contrario pasaría a ser diabética.

Como ven, no fue necesario seguirla tomando, como mencione anteriormente no soy amiga de vivir medicada para siempre, no lo encuentro saludable el depender de un medicamento, siempre y cuando se puede tratar alguna enfermedad solo con ayuno, agua y alimentación saludable.

La Resistencia a la Insulina es definida como un incremento en los niveles de glucosa en la sangre a una cantidad superior a 100 miligramos por decilitro (mg/dl) pero inferior a 125 mg/dl, que es cuando se convierte formalmente en diabetes tipo 2. Sin embargo, cualquier nivel de azúcar en la sangre en ayunas que regularmente sea superior a 90 mg/dl, en realidad sugiere la presencia de resistencia a la insulina. La Resistencia a la Insulina es curable y gratis, con tan solo hacer ayunos de 24 horas. Por qué ayunar soluciona la resistencia a la insulina, que es la causa de la diabetes. Durante miles de años se ha implementado el ayuno para mantener la salud. Una vez que comprenda realmente lo que es la resistencia a la insulina y diabetes tipo 2, entenderá por qué algo tan simple como abstenerse de comer durante un período de tiempo podría ser una intervención tan poderosa.

A diferencia de las enfermedades infecciosas, la enfermedad metabólica no puede tratarse con una pastilla, porque – tal como la diabetes -- es causada por el estilo de vida, principalmente por la alimentación. Recuerde que la glucosa entra en la célula, y la resistencia a la insulina ocurre cuando la glucosa no sale de la célula. Por lo que, durante años hemos aplicado este paradigma del candado y la llave.

Por qué el ejercicio no puede reemplazar el ayuno

Para evitar introducir azúcar en su cuerpo, es importante llevar una alimentación cíclica, baja en carbohidratos y alta en grasas, Luego, quemar el azúcar que ya se encuentra en su sistema; el ayuno intermitente o la alimentación restringida a un rango de tiempo, son herramientas poderosas. El ejercicio no es la solución para la diabetes, y no puede reemplazar el ayuno. Recuerde que, hacer cambios es la alimentación es una intervención más eficaz. La razón es porque no solo tiene resistencia a la insulina en sus músculos, sino en todos sus tejidos y órganos, y para eliminar el exceso de glucosa localizada en sus órganos necesita "dejar de alimentar" temporalmente a las células. Evidentemente, debe hacer ejercicio, pero eso solo quemará el glucógeno en sus músculos. No abordará su hígado graso. el ayuno "elimina todo tipo de exceso de nutrientes". Y fue eso lo que hice, ayunar y beber mucha agua para curarme al 100% de mi resistencia a la insulina. Cuando vi los exámenes después de 6 meses, era tanta mi fe que así seria, toda mi familia y amistades quedaron asombrados e incluso amigos médicos, seguro dijeron como el ayuno que es gratis va a ser la cura de tantas enfermedades. El ayuno es la intervención metabólica significativamente más efectiva que conozco.

Es como obtener un trasplante gratuito de células madre, también, estimula la biosíntesis mitocondrial durante la fase de realimentación, lo que permite que el cuerpo se regenere de forma natural.

Por estas razones, el ayuno no solo es beneficioso para la diabetes tipo 2 y obesidad, sino también para la salud en general y probablemente inclusive para la longevidad.

Incluso, hay evidencia que sugiere que el ayuno podría ayudar a prevenir o hasta revertir la demencia, ya que ayuda al cuerpo a eliminar los desechos tóxicos. Al reducir la insulina, también aumenta los niveles de otras hormonas importantes, incluyendo a la hormona del crecimiento (también conocida como la hormona fitness), que es importante para el desarrollo muscular y vitalidad general. Otros padecimientos que podrían beneficiarse del ayuno son los ovarios y riñones poliquísticos, así como las células cancerígenas de rápido crecimiento. La razón de ello, es porque cuando aumenta la autofagia, el cuerpo comienza a descomponer las proteínas viejas, incluyendo a las de rápido crecimiento. Posteriormente, durante la fase de realimentación, aumentan los niveles de la hormona del crecimiento, lo que impulsa nuevamente la producción de nuevas proteínas y células. En otras palabras, reactiva y acelera el ciclo de renovación natural del cuerpo.

La mayoría de las personas temen la sensación de hambre y la evitan como si fuera algo terrible. En esa cuestión es en la que el ayuno intermitente podría facilitar mucho más el proceso. Antes de intentar mi primer ayuno de agua, incrementé mi ayuno intermitente diario, hasta el punto de ayunar 24 horas al día durante algunos meses; pero probablemente sea suficiente con hacerlo un mes. Ya vez resultados en 4 semanas.

Debe haber un rango de tiempo en el que ayune. Luego, debe ampliarlo, de modo que poco a poco logre hacer 16, 18, 20 y luego 24 horas, y luego ese sea su punto de partida. Estas son dos maneras para facilitar la transición y el ayuno...

En ese momento, era fácil pasar varias horas sin comer, ya que mi cuerpo había ganado flexibilidad metabólica y podía quemar grasas como combustible principal. La mayoría de las personas sienten mucha hambre cuando intentan hacer el ayuno, pero yo no tenía nada de hambre, seria porque tenía muchas ganas de sanarme, cuando se está sano descubres que el hambre te gana y no tienes como un objetivo por el cual sacrificarte, a menos que sea obeso y quieras si o si bajar de peso, porque ya no puedes más con tu baja autoestima. Incluso, los períodos más cortos de ayuno, de 24 a 36 horas, proporcionan muchos beneficios.

Empieza a entrar en ese lapso en el que agota sus niveles de glucógeno y quema grasas. Las personas, realizan el ayuno porque potencia su capacidad mental. Su cerebro funciona mejor; descubren que tienen mayor claridad y que pueden pensar mejor. Entonces, es una forma gratuita de mejorar su capacidad mental.

Así que, en efecto, hay diferentes tipos de regímenes, y maneras de adaptarse. Pero la clave es comenzar a hacerlo".

Y ahora parece tan obvio que [el ayuno] es la solución... si no se alimenta, disminuyen sus niveles de azúcar en la sangre, pierde peso y su diabetes mejora. La solución está frente a sus ojos". Asimismo, es importante entender que, si realiza un ayuno de varios días, liberará muchas toxinas de sus reservas de grasa. Si toma insulina y continúa haciéndolo mientras ayuna, podría tener problemas.

Uno de los mayores temores que tienen las personas sobre el ayuno es el concepto de inanición y la pérdida de masa muscular magra. La tasa metabólica es la energía que su cuerpo utiliza para generar calor corporal y mantener la función de sus órganos. Básicamente, su cuerpo necesita cierta cantidad de calorías al día. Las personas tienden a pensar que omitir un alimento significa que su tasa metabólica disminuirá.

En verdad, ocurre exactamente lo contrario. En los estudios que analizan la tasa metabólica basal, en realidad la tasa metabólica de las personas es 10 % más elevada al final de un ayuno de cuatro días que al inicio. Entonces, su sistema no se ralentiza, si no que en realidad se acelera. La razón de que esto ocurra está relacionada con las hormonas contrarreguladoras. A medida que disminuyen los niveles de insulina, aumentan los niveles de las hormonas contrarreguladoras. Algunas de estas activan el sistema nervioso simpático (la denominada reacción de lucha o huida). "Así que, conforme ayuna, aumentan los niveles hormonales, y el sistema nervioso simpático también se activa, se incrementa la adrenalina, y lo mismo sucede con la hormona del crecimiento"

Beneficios de ayunar para la salud

"Cuando uno ayuna, el cuerpo acelera su ritmo de eliminación de toxinas por el hígado, los riñones y la piel. Como no recibimos alimentación, el cuerpo utiliza sus reservas". Nuestro cuerpo es inteligente, pierde poca grasa cuando hay poco que perder. "Pero si después del ayuno comenzamos a comer desordenadamente, los problemas volverán. El ayuno no es una solución mágica"

Para los médicos es una aberración ayunar, No existe ningún médico hoy en día que diga que el ayuno es bueno.

Cortar con la comida:

1-Reduce tanto la presión sistólica como la diastólica en personas con leve hipertensión, pero este es tan solo uno de los múltiples beneficios de no comer
2-Reduce el riesgo de patología cardiovascular:

Al movilizarse las células grasas en el periodo de ayuno, estas disminuyen paliando **la resistencia a la insulina.**

3-Disminuye los niveles de colesterol: cuando se está realizando un ayuno, el organismo necesita compensar con algún mecanismo la falta de glucosa. Los niveles de colesterol se elevan, tanto el colesterol HDL como el colesterol LDL, y este colesterol pasa a utilizarse como sustrato energético.

4-Reduce el riesgo de padecer diabetes mellitus por resistencia a la insulina: la resistencia a la insulina se produce, principalmente, por un cúmulo de tejido adiposo en la zona abdominal. Al movilizarse las células grasas para que el organismo pueda obtener de ellas el sustrato energético que necesita, en el periodo de ayuno, estas disminuyen paliando la resistencia a la insulina.

5-Presenta beneficios en la sintomatología de las enfermedades reumáticas por sus efectos antiinflamatorios: durante el periodo de ayuno se genera un metabolito, que ejerce un efecto inhibidor sobre una de las proteínas causantes de la respuesta inflamatoria.

6-Se produce un aumento en la producción de la GH (hormona de crecimiento humana), lo que hace que se estimule el crecimiento y la regeneración celular.

7-Ayuda a paliar los efectos negativos e indeseables de la quimioterapia: estudios en Europa demuestran que el ayuno provoca una disminución del factor de crecimiento del tumor y un ambiente protector para las células sanas. . Los pacientes que ayunan reducen los efectos indeseables de la quimioterapia, tales como náuseas, vómitos, diarreas y fatiga.

8-Promueve la pérdida de peso: aunque este no debe ser el objetivo para ayunar, es una consecuencia derivada del ayuno, ya que los depósitos grasos del organismo se movilizan para ser utilizados en el metabolismo energético.

9-Normaliza los niveles de ghrelina, la llamada hormona del hambre: esta hormona se segrega en el sistema digestivo para controlar nuestro apetito.

10-Presenta propiedades neuro protectoras: los cuerpos cetónicos liberados durante el ayuno son un combustible ideal para el cerebro ya que suministran energía.

11-El ayuno acelera el metabolismo: El ayuno intermitente le da un descanso al sistema digestivo, y esto puede energizar tu metabolismo para quemar calorías de manera más eficiente. Si tu digestión es pobre, esto puede afectar tu capacidad de metabolizar los alimentos y quemar grasas. Los ayunos intermitentes pueden regular tu digestión y promover una función intestinal saludable, mejorando así tu función metabólica.

12-El ayuno promueve la longevidad: Lo creas o no, mientras menos comes, más tiempo vivirás. Los estudios han demostrado cómo la vida de las personas en ciertas culturas aumentó debido a sus dietas. Sin embargo, no necesitamos vivir entre una comunidad extranjera para cosechar los beneficios del ayuno. Uno de los principales efectos del envejecimiento es un metabolismo más lento, cuanto más joven es tu cuerpo, más rápido y más eficiente es tu metabolismo. Cuanto meno comas, menos tendrá que hace trabajar tu sistema digestivo.

13-El ayuno mejora el apetito: Piensa por un momento, ¿puedes realmente experimentar hambre real si comes una comida cada 3-4 horas? Por supuesto que no. De hecho, para experimentar la verdadera naturaleza del hambre, tardaríamos entre 12 y 24 horas.

El ayuno ayuda a regular las hormonas para que experimentes lo que es realmente el hambre. Sabemos que las personas obesas no reciben las señales correctas para hacerles saber que están llenas debido a los patrones excesivos de alimentación. Piensa en el ayuno como un botón de reinicio: cuanto más rápido ayunes, más se puede regular tu cuerpo para liberar las hormonas correctas, de modo que puedas experimentar lo que realmente es el hambre. Sin mencionar, que cuando tus hormonas están funcionando correctamente, te vuelves más rápido.

14-El ayuno mejora tus patrones alimenticios: El ayuno puede ser una práctica útil para aquellos que sufren de trastornos de alimentación, y para aquellos que les resulta difícil establecer un patrón de alimentación correcto debido al trabajo y otras prioridades.

El ayuno mejora tu función cerebral: El ayuno ha demostrado mejorar la función cerebral, ya que aumenta la producción de una proteína llamada factor neurotrófico derivado del cerebro (BDNF). El BDNF activa las células madre del cerebro para convertirlas en nuevas neuronas y desencadena muchos otros productos químicos que promueven la salud neuronal. Esta proteína también protege las células cerebrales de los cambios asociados con el Alzheimer y la enfermedad de Parkinson.

15-El ayuno mejora tu sistema inmune: El ayuno intermitente mejora el sistema inmune porque reduce el daño de los radicales libres, regula las condiciones inflamatorias en el cuerpo y elimina la formación de células cancerígenas. En la naturaleza, cuando los animales se enferman dejan de comer y se centran en descansar. Este es un instinto primordial para reducir el estrés en tu sistema interno para que tu cuerpo pueda combatir la infección. Los humanos somos la única especie que busca comida cuando estamos enfermos, incluso cuando no la necesitamos.

16-El ayuno contribuye a la auto iluminación: El ayuno ha ayudado a muchas personas a sentirse más conectadas con la vida durante las prácticas de lectura, meditación, yoga y artes marciales, etc. Sin alimentos en el sistema digestivo, dejamos espacio para más energía en el cuerpo; el digestivo es uno de los más absorbentes de energía sistemas en el cuerpo. El ayuno nos permite sentirnos mejor tanto física como conscientemente. Con un cuerpo más ligero y una mente más clara, nos volvemos más conscientes y agradecidos por las cosas que nos rodean.

17-El ayuno ayuda a despejar la piel y prevenir el acné: El ayuno puede ayudar a despejar la piel porque con el cuerpo liberado temporalmente de la digestión, es capaz de enfocar sus energías regenerativas en otros sistemas. No comer nada durante un día ayuda al cuerpo a limpiar las toxinas y regular el funcionamiento de otros órganos del cuerpo como el hígado y los riñones.

El ayuno rejuvenece tu piel

El ayuno y la piel están muy relacionados. La piel es el órgano de mayor extensión del cuerpo llevando a cabo gran cantidad de funciones. Su capacidad aproximada de regeneración es de una frecuencia mensual, en condiciones normales. Su estado de salud es el reflejo de nuestra salud interior. Si queremos mantenerla en perfecto estado, es imprescindible mimar a nuestros órganos internos.

Con el paso del tiempo y la acumulación de toxinas, nuestra piel pierde elasticidad, volviéndose flácida y arrugada. La piel también es objeto de múltiples afecciones cuyas causas pueden, en mayor o menor medida, atribuirse a los efectos de una mala nutrición: espinillas, erupciones, irritaciones, alergias, eczemas, psoriasis, sequedad…
Síntomas de una piel que pide renovarse. En una piel malnutrida, la epidermis se seca, se escama y resquebraja. También adopta una coloración poco agradable, se vuelve más sensible y comienza a picar.

El ayuno y la piel: beneficios apreciables tras períodos de ayuno: Tono más claro y brillante, tanto de la piel como en el blanco de los ojos. Mayor elasticidad, tersura e hidratación. Incremento exponencial del efecto de lociones y cremas.

Los efectos beneficiosos del ayuno y la piel se manifestarán claramente en días posteriores a un período de ayuno, o incluso a lo largo del proceso (en ayunos prolongados). La piel vieja y escamada se rejuvenecerá y adquirirá una lucidez y belleza que casi ni recordábamos. Sin embargo, al ser una de las principales vías de escape que el organismo usa para expulsar sustancias residuales, es del todo normal sentir la emanación de malos olores, o incluso erupciones (aunque esto último es menos frecuente). Se aconseja mantener habitaciones ventiladas y limpiarse la piel con gasas o trapos húmedos para favorecer la expulsión de toxinas.

Así pues, ayunar es una manera efectiva y saludable de mejorar el aspecto de nuestra piel. Existen estudios científicos que demuestran que el ayuno favorece la regeneración celular, así como a la curación de urticarias y dermatitis, entre otras anomalías. En internet cada vez son más los testimonios que nos permiten comprobar los beneficios del ayuno sobre la piel.

Piel más clara: una vez que nuestro cuerpo se haya acostumbrado al ayuno, por lo general el cuarto o quinto día es normal notar una notable mejora en la apariencia de la piel. Mantenerse bien hidratado es muy importante para lograrlo, ya que el consumo de agua ayuda mucho a nuestro cuerpo en la limpieza rápida de las toxinas que causan manchas (ver punto anterior). Tomar vitaminas diarias también ayuda a nuestro cuerpo a mantener la capacidad de curar esas impurezas de la superficie de la piel.

Si nos mantenemos hidratados, tomamos vitaminas y cuidamos la piel como lo hacemos de forma habitual, lograremos una piel resplandeciente que se puede mantener a lo largo del tiempo, incluso tras abandonar el ayuno. Tan solo hay que seguir cuidando nuestra alimentación en general y nuestra piel en particular. incluso tras abandonar el ayuno. Tan solo hay que seguir cuidando nuestra alimentación en general y nuestra piel en particular.

Enfermedades de la piel: dermatitis, urticaria y psoriasis son algunas de las enfermedades de la piel que más preocupan a los médicos dermatólogos. En un estudio realizado por la Universidad de Medicina de Hamamatsu Shizuoka, en Japón, se ha demostrado que, gracias a una dieta de ayuno como tratamiento, puede ayudar a paliar los signos y síntomas que tales enfermedades provocan en nuestra piel. La inflamación y la frecuencia de los brotes, así como la gravedad de dichos brotes disminuyeron cuando los pacientes fueron puestos a seguir una dieta de ayuno. El problema está en el que, por supuesto el ayuno no puede convertirse en una forma permanente de tratamiento, pero cuando se combina con una dieta vegetariana, por ejemplo, la cosa también funciona. Se ha demostrado que, en períodos de ayuno mensuales, combinados con dicha dieta, también mejora significativamente la condición de la piel del paciente. Sin embargo, es importante consultar con nuestro médico o dermatólogo antes de comenzar cualquier nuevo tratamiento y antes de suspender cualquier tratamiento, así como asegurarnos de que nuestras condiciones de salud son buenas antes de empezar con una etapa de ayuno. Uno de los resultados más visibles del ayuno es el que se ve en la piel.

¿Quieres quitarte unos años de encima? ¿Te sientes constantemente cansado, fatigado o deprimido? ¿Te enfermas a menudo? ¿Tienes sobrepeso? Entonces puedes empezar a renovar tu vida practicando este ayuno con los secretos que te harán lucir ante todos como alguien nuevo y rejuvenecido.

Aunque no lo observemos, día con día nuestro cuerpo se desgasta y deteriora no solo con la contaminación de aire, alimentos y hasta de ideas y noticias que nos deprimen y nos hacen sentir inquietos, sino también con el estrés, ansiedad y enojos que hacemos. Así que llega un momento en que el cuerpo empieza a hacer evidente todo esto que siente y vive mediante estados de ánimo depresivos o irritables, o mediante enfermedades o una piel marchita y envejecida.

Para rejuvenecer el cuerpo no tienes que esperar a que sea navidad o tu cumpleaños, cualquier día puede ser un momento ideal para darle a tu cuerpo un verdadero descanso y reparar órganos importantes como el hígado, pulmones, riñones, piel, etc., todos ellos indispensables para que luzcas joven, con mucha energía y atractiva.

La práctica del ayuno para rejuvenecer: El ayuno no solo ha sido entendido como la abstinencia de alimentos, sino como un poderoso método para fortalecer los deseos y la mente. Es una forma de iniciar en el plano físico una verdadera alineación y reintegración de nuestras energías y espíritu, sacando a nuestro cuerpo del torbellino emocional, mental y físico al que está constantemente expuesto, es un arte para mejorar y reparar el cuerpo en todo sentido.

El ayuno acrecienta nuestro poder personal, limpia cada órgano y sistema, tranquiliza la mente y nos retroalimenta en todo sentido.

¿Cómo practicar el ayuno para rejuvenecer?
Debes elegir dos o tres días en donde tan sólo consumas una fruta, ya sea piña, papaya o arándanos. Bebe agua pura durante estos días nada más, e inicia el día tomando dos cucharadas de aceite de oliva extra virgen. Esta mono dieta (porque solo incluye un alimento) tiene la función de movilizar toxinas, grasas nocivas, químicos y demás desechos que están atascados en el cuerpo y que no los percibimos. Durante este ayuno, procura realizar una actividad de yoga, donde hagas estiramientos que movilicen tus músculos y los órganos internos. Practica ejercicios de respiración guiados por un profesional en Yoga que te enseñe como oxigenar tu cuerpo e la manera correcta. Durante estos días, trata de observarte con mucha atención, pero observarte sin juicio, es decir, que te pondrás a dieta mental de no emitir juicio alguno, es decir, no te criticaras ni tendrás pensamientos de reprobación o culpa respecto a ti. Lee cosas que te ayuden a cultivar tu mundo emocional, y que te den paz y alivio a lo que sientes. Una vez que te sales del ayuno debes volver a incluir alimentos poco a poco, Evita después del ayuno, todo lo procesado como las harinas y azucares refinados, sodas y demás, así como fritos, embutidos y comida chatarra, la cual sólo atasca el cuerpo de toxinas y lo envejece y enferma.

Tips para rejuvenecer

Lava en la mañana tu rostro con agua mineral y si no tienes agua mineral a la mano, usa agua corriente, después de lavar tu rostro, da golpecitos en el con tu dedo anular en tus mejillas, frente, barbilla, cuello, etc., para fomentar la circulación y ayudar a tu rostro a reafirmarse. Puedes consultar algunos tips de yoga facial. Mientras te bañas, abre y cierra la boca y practica algunos ejercicios faciales para reafirmar la tonicidad de la piel.

Aplica una vez a la semana una mascarilla de miel, preparándola con media taza de yogurt y tres cucharadas de miel de abeja pura, la cual es regeneradora celular.

Evita el estrés pues la piel suele marchitarse con rapidez si estas sometida a estados de estrés o ansiedad. Para esto, practica yoga, taichí, o alguna actividad que te ayude a canalizar tus emociones.

Evita lugares en donde fumen y no abuses del alcohol. Para que la piel se repare y regenere, necesita descanso. Así que

debes procurar dormir cada día al menso 8 horas diarias, y darte, de ser posible, un pequeño receso al día de 10 minutos de descanso profundo, donde puedas cerrar tus ojos y desentenderte de todo. Este receso va de maravilla después de comer.

Antes de dormir, recuéstate en una tabla inclinada de manera que tu cabeza quede al nivel del suelo y tus pies elevados en una posición de 45°. Esta posición aumentara el flujo de oxígeno y nutrientes a tu cabeza y ayudara a que tus músculos faciales y tejidos se reafirmen.

Capitulo II

Ayunos Intermitentes

Te explicamos en qué consiste: El ayuno intermitente se trata básicamente de no ingerir alimentos durante un período determinado de tiempo. El tipo de ayuno más habitual es el 16-8, que se trata de comer durante 8 horas las calorías necesarias para nuestro organismo, y ayunar durante 16 horas. Normalmente se suele comer desde las 12 del mediodía hasta las 8 de la tarde, y a partir de las 8 empieza el ayuno hasta las 12 del mediodía de la mañana siguiente. También es habitual el ayuno de 20 horas, de forma que solo se come durante 4 horas al día.

en principio es apto para todas las personas, pero hay veces que es más útil en algunas personas que en otras. ¿Por qué decimos que es apto para todas las personas? porque se pueden hacer ayunos intermitentes más suaves, por ejemplo, ayunos de 12/12. Es decir, si tu terminas de cenar a las 8 de la tarde, y ya no tomas nada hasta el desayuno, a las 8 de la mañana, has realizado un ayuno de 12 horas mientras duermes, pero como todas las elecciones, el ayuno intermitente tiene sus inconvenientes. Ya que si vas hacer ayunos intermitentes para comer comida basura, te advierto que el ayuno por sí solo no puede hacer milagros. Por lo tanto, más vale elegir una alimentación basada en buenos hábitos alimentarios, acompañado de entrenamiento, ya que esto te ayudará más que hacer ayunos. **El ayuno intermitente es un proceso que cuando se hace en las correctas condiciones consigue eliminar los excesos que perjudican a nuestro cuerpo.**

El caso es que hoy en día el sobrepeso y la obesidad se ha convertido en la epidemia del siglo trayendo consigo muchísimos trastornos y enfermedades asociadas. "Como nuestro cuerpo es inteligente, cuando lo sometemos a un ayuno el cuerpo pone en marcha todos estos mecanismos de depuración y eliminación de toxinas. Pero si estuviéramos en un correcto peso el ayuno lo que haría es buscar restablecer y mejorar aquellas funciones orgánicas que estén más debilitadas. Es como un ordenador inteligente que prioriza aquello que más necesita"

El concepto que respalda los beneficios de los ayunos intermitentes son los principios de autofagia y necrofagia. El primero, autofagia, dicta que la carencia de calorías o glucosa e insulina y/o actividad física de alta intensidad activa un proceso de degradación de tejido selectivo (no todos) para suministrar energía a nivel celular por la falta de glucosa aportada en las comidas. En este proceso se eliminan todos los tejidos y células dañadas para favorecer el nacimiento de un nuevo tejido sano. El segundo, necrofagia, ayuda a eliminar y reponer las mitocondrias (son como el carburador de un motor, pero a nivel celular) dañadas, esto último se hace más eficiente con la combinación de dietas y ejercicios. El ayuno intermitente es un conjunto de ayunos de periodos que van desde 16 y 24 horas a una semana completa. Es simplemente un período donde se abstiene de comer todo excepto agua, infusiones, tizanas o café siempre sin nada de azúcares o edulcorantes. Se debe de tomar en cuenta, al momento de elegir una modalidad, factores relacionados al estilo de vida de la persona. Con esto quiero decir que mientras mayor estrés se maneja, más corto debe de ser el ayuno.

El ayuno intermitente es un enfoque o una modalidad de alimentarse en la cual tendrás períodos de abstinencia total de alimentos y períodos de reintroducción de los mismos, durante un tiempo determinado que pueden ir desde algunas horas hasta días completos. Esta práctica no es nueva, ya que en algunas culturas del mundo se practica desde la antigüedad por motivos culturales o religiosos.

Por ejemplo, en la República Dominicana sabemos de la Cuaresma, tiempo en el cual se practica el ayuno como sacrificio religioso. Existen muchas escuelas que marcan el famoso 16/8, un día de ayuno normal, más dos días de ayuno intermitente. Lo que se debe ver como una característica común entre todas es que debe haber un período mínimo de 12 horas de ayuno.

Es importante destacar que los beneficios del ayuno intermitente no son cuando estás sin comer, sino durante el período de reintroducción de las comidas. Por tal sentido, se debe de ser reiterativo en elegir comidas de alta calidad. Por tanto, recomiendo hacer el ayuno intermitente acompañado de una dieta keto, ya que potencializará los beneficios de una y de la otra. Los ayunos intermitentes más conocidos son: Ayuno intermitente 12/12. Este es el tipo de ayuno intermitente más sencillo y fácil de hacer. Básicamente consiste en ayunar por 12 horas. Incluso muchos de nosotros lo seguimos sin ser realmente conscientes de ello. Sobre todo, si eres de los que cenan pronto. Ayuno intermitente 16/8. En la práctica se hace un ayuno que se inicia con una última comida (por ejemplo, la cena) y se espera un periodo de 16 horas de abstinencia total de alimentos. Luego se aprovecha una ventana de 8 horas para reintroducir alimentos.

Ayuno intermitente 20/4. Este patrón es mucho más estricto y sólo te permitirá comer una o como mucho dos comidas que se realizarán en un período máximo de cuatro horas.

Resultados y eficacia:

Para el promedio o la media de personas hoy, suelo recomendar un ayuno de 24 horas un día que permita estar distendido y en estado de poco estrés, como es el caso de los fines de semana, tiene efectos beneficiosos para la salud y la longevidad tanto de animales como de seres humanos. Algunos contras a considerar: Puede ser muy difícil mantenerse en esta dieta, pues los periodos largos de ayuno y esas horas sin comer pueden ser mucho para algunos individuos. Desde que empezó el año, he estado haciendo ayunos intermitentes varias veces por semana, aunque no los he podido combinar con ejercicio para tener unos resultados súper satisfactorios sí que me han ayudado a perder esos kilos que había ganado en navidad, vacaciones y también la grasa corporal. Pero no solo eso, los ayunos intermitentes tienen beneficios relacionados con algunas de las enfermedades más temidas conforme te haces mayor. Nuestro cuerpo se compone de órganos, conectados por tejidos. Los órganos están compuestos por diferentes células. Dentro de las células, hay orgánulos como la mitocondria o el retículo endoplasmático. Estos orgánulos realizan funciones como generar energía (mitocondria), eliminar los desechos (lisosoma) o crear proteínas (retículo). En el núcleo de las células reside nuestro material genético, incluidos el ADN y los cromosomas.

Los **ayunos intermitentes** estimulan la autofagia y la mitofobia, el proceso de seleccionar aquellas mitocondrias viejas y disfuncionales. La antigua tradición de ayunos lo que hace es esencialmente deshacerse de aquellas mitocondrias, que no nos sirven y potenciar el crecimiento de nuevas. Este proceso de renovación de mitocondria puede jugar un rol definitivo en la prevención de enfermedades para las que actualmente no hay un tratamiento definitivo. ¿Ya queda más o menos claro qué sucede en el cuerpo cuando ayunas? ¡Pues ahora te voy a explicar los principales beneficios!:

Desintoxicación

A pesar de lo que puedas pensar, limpiar y desintoxicar el cuerpo es algo que tu organismo hace a diario, las 24 horas del día. En un cuerpo sano, mediante este proceso se identifican las partes de las células dañadas y se reparan (el proceso de autofagia que comentábamos antes).

Sin embargo, una mala alimentación puede ralentizar este proceso. Incluso, comer muchas veces al día, obligando al cuerpo a hacer la digestión constantemente lo ralentiza también. Como la autofagia aumenta durante un ayuno, las mitocondrias y otras moléculas celulares deterioradas son eliminadas de las neuronas. Fácilmente se puede adivinar la conexión entre las habilidades de nuestro organismo para desintoxicar nuestro cuerpo cuando se producen ayunos y un proceso de envejecimiento ralentizado.

Regulación hormonal

Los efectos del ayuno en las hormonas son varios. Tiene un gran impacto en las hormonas del crecimiento (HGH, por sus siglas en inglés), ya que un mayor número de estas hormonas proporciona una mayor resistencia y también un mejor crecimiento y reparación muscular, a la vez que ralentiza el proceso de envejecimiento. Un estudio demostró que combinar entrenamientos gtpor intervalos mientras se hacen ayunos incrementó en un 1300% en mujeres y un 2000% en hombres el número de hormonas del crecimiento. Por otra parte, otro efecto muy importante de los ayunos intermitentes se relaciona con los niveles de insulina. La resistencia a la insulina (cuando, en esencia, las células ignoran la insulina cuando tratar de transportar la energía, glucosa) es un factor que está directamente asociado con casi cualquier enfermedad crónica. El ayuno, sobre todo cuando se combina con ejercicio regular, es una de las mejores maneras de normalizar la sensibilidad a la insulina. La leptina, la hormona que regula el almacenamiento de grasa, así como las señales de hambre y la ghrelina, la hormona del apetito, que le indica a tu cerebro cuándo el cuerpo tiene hambre, se normalizan también cuando se efectúan ayunos intermitentes.

Pérdida de peso
Los azúcares naturales de cualquier comida que no se necesitan de manera inmediata se almacenan en el hígado como glucógeno. Cuando se alcanza un nivel de almacenamiento máximo de glucógeno, el cuerpo guarda esta energía como grasa.

Las reservas de glucógeno son la fuente principal de energía de nuestros cuerpos. Normalmente, al cuerpo le cuesta entre 6 y 8 horas usar todas nuestras reservas de glucógeno. Cuando esta energía se termina, entonces nuestro cuerpo va directo a la grasa almacenada en las células en busca de más. Gracias a los ayunos intermitentes, ¡conseguir perder peso se realiza de una manera más sencilla!

Precauciones

El ayuno intermitente no es para cualquier persona, si estas embarazada, sufres de problemas cardiacos, usas marcapasos, diabetes muy avanzada, anemia. Primero, cambia tu alimentación, limita los alimentos con azúcar y los granos no saludables, mientras que incrementas las grasas saludables y las proteínas. Una vez estabilizado este problema, seguramente puedas realizar ayunos y beneficiarte de ellos. Dicho esto, si ya sientes que padeces un estrés crónico o tienes niveles de cortisol irregulares deberías revisar bien tu alimentación y tu vida en general y someterte a ayunos intermitentes. Ten en cuenta que pueden pasar unas semanas o incluso algunos meses hasta que el cuerpo reciba el mensaje de que tiene que quemar grasa de manera continuada para obtener energía, pero una vez que recibe ese mensaje, aumentará su producción de enzimas para quemar esa grasa y te convertirás en una máquina quema-grasa. Si ya estás comiendo bien y te sientes sano, ¡el ayuno intermitente puede ser el punto de inflexión para alcanzar un nuevo nivel de excelencia física!

Que dice la ciencia

En algunos estudios se ha encontrado una relación entre el ayuno intermitente, la pérdida de peso y la salud cerebral. En distintos estudios realizados en roedores con dietas restringidas se observó una mejora en la resistencia a los trastornos neurológicos e incluso periodos de vida más largos.

En tres ensayos realizados focalizado en personas de edad avanzada - se analizaron indicadores relacionados con el peso corporal y la calidad de vida, como el sueño o el estrés y se encontraron beneficios tras 12 semanas de ayuno intermitente dos días a la semana. En el segundo, de nuevo con sujetos también de bastante edad y 12 semanas de ayuno intermitente dos veces por semana, se identificaron cambios positivos en indicadores cardiovasculares y metabólicos, tales como peso, grasa corporal, perfil lipídico, presión arterial e inflamación. Y en el tercero, el enfoque fue bastante diferente, ya que la intervención se limitó a dos días (con uno de ayuno), encontrándose también cambios a mejor significativos en los indicadores metabólicos estudiados. Respecto a los estudios observacionales, los dos trabajos seleccionados realmente se diseñaron para analizar el efecto de la reducción del consumo de tabaco durante más de una década, pero el hecho de que en el colectivo estudiado hubiese un grupo de sujetos que practicaba el ayuno intermitente permitió a los investigadores hacer cálculos respecto a la posible influencia de estos. De nuevo se encontraron beneficios, en este caso en forma de reducciones de riesgo de sufrir enfermedad cardiovascular y diabetes. La evidencia sugiere, de cualquier forma, que el ayuno terapéutico puede proporcionar un beneficio sustancial para reducir el riesgo clínico. En los ensayos terapéuticos de ayuno se han reportado beneficios metabólicos y cardiovasculares en seres humanos que merecen consideración, tales como reducción de la grasa corporal, colesterol LDL y su tamaño de partícula, triglicéridos y proteína C reactiva. El ayuno también aumenta sustancialmente la HGH (hormona de crecimiento) facilitando la lipólisis y la liberación de ácidos grasos para su uso como energía.

Comúnmente, el ayuno puede dar lugar a efectos adversos leves tales como dolores de cabeza, desvanecimientos, debilidad, deshidratación y ansias de comer. En el futuro, la investigación sobre el ayuno debería determinar en qué medida es seguro. Se necesita más investigación para determinar si es eficaz para mejorar la salud en la población en general, las personas de mayor riesgo, y personas enfermas. También se necesita conocimiento adicional en cuanto a los mecanismos para el beneficio y su frecuencia óptima y duración en individuos sanos y de alto riesgo. Finalmente, en relación a la tendencia actual que busca la salud al menor costo, el ayuno no tiene costos financieros directos y supone un ahorro en gastos de alimentación. En resumen, el ayuno intermitente podría mejorar la salud; sin embargo, se necesita más investigación clínica

En conclusión, yo creo que la ciencia no hará nunca esa investigación clínica, se acabaría el negocio farmacéutico y las visitas constantes a las consultas médicas, si llegaran a la conclusión, muchas enfermedades se pueden prevenir e incluso curar con el ayuno con precaución y sin exceder para la pérdida de peso y con una alimentación muy saludable y ni hablar si a todo eso le sumas un poquito de deporte o actividad diaria o una caminata o paseo en bicicleta.

Personalmente y viendo los resultados de los diversos estudios realizados, me inclino por pensar que el ayuno intermitente "funciona", que no tiene por qué hacer ningún daño practicarlo de vez en cuando y que es posible que pueda ser una opción útil para algunas personas y perfiles concretos.

Para qué sirve el ayuno

El ayuno a agua o ayuno hídrico consiste en mantener al cuerpo bebiendo agua mientras el organismo se alimenta de sus propias reservas.

En las primeras horas del ayuno el cuerpo consume el azúcar (glucosa) en la sangre y la almacenada en el hígado y los músculos. Posteriormente vive de transformar primero sus grasas y finalmente las proteínas. El organismo no deja de comer, sino que echa mano de los alimentos almacenados en sus propias células.

Solamente después de varias semanas el cuerpo consume todas las reservas y puede reaparecer la sensación de hambre, aunque a veces no aparece.

Contrariamente a la idea que tenemos, el ayuno es más fácil de llevar de lo que imaginamos pues la sensación de hambre física desaparece el 1º ó 2º día de ayuno. Incluso se acompaña de sensación de tener el estómago lleno. Solamente puede haber cierto recuerdo psicológico de la comida. El ayuno no es nada nuevo en la sociedad humana, desde hace miles de años culturas tanto de oriente como de occidente tenían integrados diferentes períodos de ayuno. Los animales y los niños por su propio instinto dejan de comer cuando están enfermos.

El organismo indica que no es momento de introducir comida sino de eliminar las sustancias de desecho y los residuos tóxicos acumulados con el tiempo. Es un tiempo de eliminación y "limpieza" interna. Algo así como cerrado por limpieza e inventario.

El ayuno no es en sí una terapia, es la mejor manera de poner en descanso fisiológico el organismo. El ayuno realmente no cura, es el cuerpo el que se cura mientras ayunamos. Siempre el poder de curación es algo inherente al organismo vivo y ningún medicamento o médico puede llevarse los laureles de la curación. La curación es una cualidad del ser vivo, que mantiene en sí mismo una parte de la capacidad curativa de la naturaleza.

La curación es un proceso biológico y el ayuno posibilita que el cuerpo ponga en marcha todos los mecanismos de desintoxicación (limpieza) y regeneración. Cuando una persona ayuna no gasta energía en el proceso de digestión y asimilación de nutrientes y esa energía que ahorra la invierte en los procesos de eliminación y autocuración. Todo ello lo hace guiado por la inteligencia somática, esa misma inteligencia que hace que nuestro corazón lata, de día y noche, que nuestros riñones filtren la sangre de desechos o que el hígado tome las sustancias necesarias para reconstruir el cuerpo y sus funciones y neutraliza las sustancias tóxicas ingeridas, y todo ello sin que mentalmente o conscientemente tengamos que decirle cómo hacerlo. Esos mismos órganos, al no tener que trabajar en la digestión y asimilación de alimentos, recanalizan su energía hacia los procesos de curación. En resumen, el ayuno no cura, es el cuerpo como organismo vivo que es el que pone en marcha todos los procesos de autocuración mientras ayunamos.

Ocurre con cierta frecuencia que al ayunar aparecen síntomas de desintoxicación y curación que con frecuencia confundimos con enfermedad: nauseas, a veces vómitos, dolor de cabeza, sensación de lengua blanca, boca pastosa, orina muy oscura y olorosa. Todos estos síntomas indican que el cuerpo está en proceso de limpieza. Lo mismo le ocurre a un alcohólico o toxicómano cuando deja de beber o utilizar la droga, su cuerpo entra en un proceso de limpieza al que llamamos síndrome de abstinencia. Cuando la persona deja de tomar alcohol, café, fritos, grasas, embutidos, conservas, sal, y va comiendo menos o deja de comer pueden surgir los síntomas dichos que no son más que procesos de desintoxicación o limpieza que confundimos con síntomas de enfermedad. Estos síntomas muestran la capacidad de respuesta del organismo dirigido a eliminar las sustancias de desecho y tóxicos ingeridos en forma de estos "comestibles", y le llevamos así ya que a muchos de ellos no podemos llamarles alimentos. Curiosamente los síntomas que hemos visto, y que pueden aparecer en un ayuno, son los mismos síntomas que surgen en las situaciones opuestas al ayuno, el "empacho", por exceso de comida y bebida. Es el descanso, quizás, la fuerza más curativa de la naturaleza y el ayuno es una forma de descanso. El cuerpo no gasta energía en la digestión, asimilación de alimentos y nutrientes y la energía ahorrada en el ayuno la invierte para auto curarse. Es necesario que el ayuno se haga en unas condiciones adecuadas: en un lugar tranquilo, en un ambiente relajado, donde no te presionen para que comas.

En contacto con la naturaleza si es posible ya que de esa manera nos podemos "alimentar" del contacto de la tierra y la naturaleza, con el agua, el aire y el sol, ya que en el sentido más profundo de la palabra los 4 elementos de la Naturaleza nos "alimentan"

Hablamos de ayuno en esta sociedad, aquí y ahora, porque normalmente comemos en exceso e ingerimos muchas sustancias que se pueden comer y beber pero que no nos nutren ni nos sientan bien. Después de largas temporadas de comer mucho o en exceso viene bien un descanso, un pequeño ayuno. Otras veces ante una crisis: catarro, anginas, bronquitis, vómitos, diarrea… que muchas veces no son más que crisis curativas o reacciones de limpieza y regeneración orgánica e incluso psicológica y emocional, el mismo cuerpo nos dice que dejemos de comer, se nos quita el hambre. Este es un buen momento de ayunar, el cuerpo no necesita introducir sustancias, necesita eliminar las que le están siendo perjudiciales. Lo único que nos pide muchas veces es agua, desaparece el hambre, se mantiene la sed, es momento de beber, pero no de comer. Recomendamos un mínimo de uno o dos vasos de agua al día durante el ayuno, dejándonos guiar por la sed. Hay ocasiones en las que no se recomienda ayunar, por ejemplo, en algunas enfermedades muy graves: cánceres extendidos, verdaderas enfermedades graves del corazón, insuficiencia renal. En estos procesos, y especialmente cuando nos da miedo el ayuno, puede ser aconsejable estar unos días a frutas o ensaladas, o alimentos crudos, y de esta manera el organismo tiene también un gran poder de limpieza y regeneración. Si además queremos o tenemos que seguir cierto ritmo de actividad diaria es preferible mantenernos a crudos (frutas, ensaladas, zumos de fruta, jugos de verduras), ya que el ayuno produce generalmente una interiorización de la energía.

Durante el ayuno los órganos internos tienen más energía, pero los músculos exteriores se quedan con poca energía durante el ayuno. Hay cierto sentimiento de cansancio y necesidad de descansar y llevar un ritmo más bien lento. El descanso es imprescindible durante el ayuno, especialmente en las personas con poca energía.

Aconsejamos llevar a cabo el ayuno en un periodo tranquilo. Igualmente, si descansamos mucho nuestro cuerpo ahorra energía que la "invierte" (la lleva hacia dentro) hacia el proceso de desintoxicación y autocuración.

Además, es igualmente imprescindible no tomar medicamentos o fumar durante el ayuno. A la hora de eliminar medicamentos y para evitar problemas recomendamos consultar antes a un médico experto en ayunos y dietas de desintoxicación.

Para resumir, recordamos que el ayuno no cura, es el organismo vivo, nuestro cuerpo, el que se cura cuando estamos ayunando.

Los residuos de la función de las células son eliminados hacia el exterior a través de los órganos de eliminación, normalmente tras ser neutralizadas y transformados por dichos órganos. Esta capacidad de eliminación aumenta con el ayuno, toda la energía se canaliza hacia esa función de limpieza. En efecto, el organismo lleva siempre cierto retraso en su propia limpieza, y se pone "al día" mediante el ayuno. Los alimentos en la convalecencia fortalecen, en la enfermedad debilitan.

Síntomas que pueden aparecer en el ayuno

Los peores días del ayuno son, por diferencia, el segundo y el tercero. A partir de ahí los síntomas van normalmente desapareciendo, en forma incluso muy rápida. Al principio del ayuno predominan los síntomas de desintoxicación. Con el paso de los primeros días de ayuno disminuyen los síntomas de desintoxicación, que a veces son algo desagradables, para dar paso a la regeneración. Al principio del ayuno predomina la eliminación, al final la regeneración.

Dolor de cabeza: El dolor de cabeza, que normalmente dura unas horas y rara vez se alarga un poco más, es un síntoma muy frecuente, especialmente en las personas que tienen antecedentes de cefaleas o migrañas (dolores de cabeza). Este dolor de cabeza puede aparecer con el simple hecho de dejar de tomar café, comer una alimentación sana o descansar. Muchas personas tienen síntomas de desintoxicación durante el fin de semana cuando descansan o cuando inician sus vacaciones. Cuando el cuerpo descansa no gasta tanta energía hacia el exterior, y esa energía interiorizada se canaliza a los procesos de eliminación, desintoxicación, regeneración y aparecen los síntomas de desintoxicación. En el ayuno, la energía que el cuerpo ahorra por no tener que digerir o asimilar los alimentos, se interioriza.

Y con ella se ponen en marcha los procesos autocurativos del organismo. En el ayuno aparecen los síntomas, no de empeoramiento de la enfermedad sino de curación.

La boca: La cantidad eliminada de saliva disminuye y se siente la boca seca. Tiende a volverse neutra o poco ácida y no volverá a recuperar su alcalinidad habitual hasta el momento de la realimentación. La lengua se puede volver blanca, muy blanca o cargada (saburral), a veces amarillenta y la boca pastosa. En la lengua aparecen a veces "manchas", en lo que se conoce como lengua en forma de mapa geográfico. Hay mal gusto de boca. Incluso el agua de bebida nos puede saber mal a consecuencia de ello. Estos síntomas van descendiendo y la lengua se va volviendo más rojiza en relación al avance del ayuno. El aliento puede ser "cargado" y fuerte, fétido, intestinal o cetónico. A veces tienen lugar una sensación de estómago lleno o incluso nauseas o vómitos, que indican el trabajo de regeneración del conducto digestivo y la eliminación de sustancias tóxicas a través de la bilis. Los vómitos pueden ser en pequeña cantidad en forma de jugos gástricos (más o menos transparentes o blanquecino) o de bilis (de color amarillo o verde). Cuando la bilis está muy "cargada" de sustancias tóxicas y dichos tóxicos llegan al duodeno, o primera porción del intestino, el organismo humano, guiado por el instinto somático de autocuración elimina dichas sustancias tóxicas hacia arriba en forma de vómitos. Rara vez hacia abajo en forma de diarrea.

Menos fuerza: Hay un sentimiento de menos fuerza muscular o debilidad que aparece, aunque varía mucho de persona a persona. Ocurre con frecuencia, que cuando más descansamos durante el ayuno más débiles nos sentimos. Hay una mayor interiorización de la energía y eso es beneficioso para el trabajo de eliminación y regeneración.

Molestias de estómago: Con relativa frecuencia durante el ayuno aparecen molestias en el estómago, hígado o intestino que indican los procesos de eliminación de sustancias tóxicas y la regeneración de las zonas enfermas o "sensibles" a causa de procesos físicos o psicosomáticos anteriores. El aparato digestivo, que "descansa" durante el ayuno, invierte su trabajo. Al no tener que digerir alimentos, utiliza su energía para recuperar y renovar los órganos más afectados (estómago, hígado y conducto intestinal), y esto hace que la zona se vuelva más "sensible". La zona afectada o enferma nos puede molestar en el ayuno cuando el cuerpo intenta regenerar y curar dicha zona.

Descenso de peso: El descenso de peso es bastante rápido al principio del ayuno, aunque a veces cuesta algo más. Ello es debido a la eliminación del agua retenida en el cuerpo y las sustancias tóxicas almacenadas en él. Al principio del ayuno aumenta la diuresis o eliminación de agua por la orina. Las personas que tienen una "retención de líquidos" tienden a perder menos cantidad de agua y por ello de peso. Es más, muchas personas notan que han bajado en volumen y apenas o no tanto en peso. Notan que la ropa les queda más floja, aunque la aguja del peso sigue sin descender. Cosa que afecta mucho a los que se obsesionan por bajar de peso.

Cuando la finalidad del ayuno es bajar de peso, la persona sube de peso muy rápidamente con la realimentación. La ansiedad aumentada al dejar el ayuno puede hacerle descontrolar y comer en exceso o ingerir alimentos no adecuados.

Sensación de mareo: Algunas veces ocurren mareos durante el ayuno, sobre todo al levantarse de forma brusca (es la hipertensión ortostática). Por eso es bueno levantarse poco a poco, por etapas (estar un rato sentado antes de ponerse de pie).

La orina: La orina se hace más oscura, olorosa y se carga de sustancias. Puede aparecer "cargada" de sedimentos en forma de arenilla.

Sensación de frío: Hay una mayor sensación de frío en los pies y en las manos. Síntomas de interiorización de la energía y de la sangre hacia los órganos internos. Para aumentar el proceso de desintoxicación la sangre se retira de las zonas más periféricas. Una bolsa de agua caliente (no una manta eléctrica), puede ser una buena "compañera" para calentar los pies.

Aumenta la sensibilidad de los sentidos: Desciende mucho la tolerancia, a los ruidos, a la luz, a los demás. El ayuno favorece el retiro y la interiorización física y psíquica. En la Biblia vemos que Jesús se retira al desierto para ayunar. Se recomienda hacer el ayuno en un lugar tranquilo, en contacto con la naturaleza y fuera de los ruidos y ajetreos. He visto muchas veces que las personas que ayunan se vuelven mucho más sensibles al ritmo de la ciudad y se cansan o incluso se agotan con relativa facilidad. El ayuno en contacto con la naturaleza ayuda a la curación. Y si no es posible, una habitación aireada y limpia y unas cuantas flores nos pueden hacer salir del paso de forma airosa.

Insomnio: Con frecuencia aparece el insomnio o hay una disminución de la capacidad para dormir. La persona que ayuna duerme menos. Todos sabemos que una comilona nos lleva a echarnos una siesta o a descansar durante unos minutos después de comer. Ocurre también que la persona tiene la sensación de que duerme menos de lo que verdaderamente duerme. Mientras él se queja de no dormir bien, los compañeros de habitación "certifican" que duerme más de lo que dice. La persona ayunante se hace especialmente sensible a los olores: del tabaco, perfumes, incluso puede llegar a marearse ante los olores fuertes de colonias y desodorantes químicos y sintéticos.

Olor corporal: El ayunante se queja de olor corporal que no desaparece por mucho que se bañe. Es un olor corporal que indica procesos de eliminación, de desintoxicación.

Aumento del pulso: Al principio del ayuno puede haber un aumento de los latidos cardíacos, del pulso. Durante los primeros días del ayuno, cuando las sustancias tóxicas se eliminan en mayor cantidad, hay un aumento de la frecuencia cardiaca. Incluso pueden aparecer palpitaciones que desaparecen en cuestión de segundos. El aumento de las pulsaciones coincide con el descenso de peso. A mayor pérdida de peso, mayor número de latidos.

Tras los primeros días de ayuno las pulsaciones disminuyen. Ambas cosas indican una aceleración de la eliminación. Rara vez las pulsaciones pueden pasar de los 100-110 por minuto. Si esto ocurre durante un periodo breve no es alarmante, pero si se prolonga se necesita la vigilancia estrecha de un asesor higienista. Otras veces, por mayor seguridad, es mejor cortar el ayuno. Lo normal es que el cuerpo, regido por su instinto de conservación, mantenga estas variaciones bajo límites no perjudiciales. Pero cuando esta capacidad autocurativa y de autor regularización no surge desde el interior o se ha perdido por una grave enfermedad, tiene que ser guiado por un experto higienista desde el exterior.

Pequeñas molestias: Puede haber una sensación de molestias o dolor, normalmente muy leve, en la zona del hígado o en los riñones.

No hay heces: En situación normal el ayunante no expulsa normalmente heces (cacas) durante los días de ayuno, pero en las personas afectadas de trastornos intestinales puede haber eliminación de heces durante varios días. A veces, cuando la bilis es muy tóxica, el cuerpo la elimina acelerando el tránsito intestinal para que no perjudique al intestino. Cuando el contenido intestinal es muy tóxico, el organismo reacciona eliminando en forma de heces, con frecuencia muy olorosas y oscuras, casi negras (color brea). Las materias fecales son transformadas por la bilis y son expulsadas al exterior del cuerpo en caso de que la inteligencia somática (del cuerpo) vea necesario. A veces el ayunante sufre de gases intestinales y su eliminación hacia arriba (en forma de eructo) o hacia abajo por el ano (pedos).

Esto tiene que ver con la eliminación de la bilis y su transformación a lo largo del conducto digestivo. A veces parece ser una forma extra de eliminación.

De normal no se forman heces duras (tapón rectal), pero esto puede ocurrir en las personas intoxicadas, con poca energía y que hacen un ayuno demasiado prolongado para su situación o cantidad de energía vital. Puede aparecer también un tapón en aquellas que no han realizado una buena preparación al ayuno mediante una alimentación a base de frutas y verduras. Especialmente crudas los dos o tres días anteriores al inicio de ayuno. Rara vez durante el ayuno puede aparecer una diarrea como una manera de eliminación extra del contenido intestinal.

La eliminación progresiva de los restos intestinales previene de la aparición de "tapones fecales" (fecalomas), por endurecimiento excesivo de las heces. Esto es especialmente importante en personas con antecedentes de hemorroides, porque puede agravar el cuadro o hacer aparecer una hemorroide larvada (que no da aún síntomas) en la realimentación. Es frecuente que la primera deposición sea muy oscura, color brea, muy olorosa y líquida o blanda. Si decimos que una persona tiene sensación de estómago lleno, la boca seca, la lengua blanca, náuseas, vómitos; nos parecerá que la persona está "empachada". Pero curiosamente los mismos síntomas

Capitulo III

Cuando no ayunar

Son muy pocas las situaciones en las que no está recomendado ayunar. Entre ellas podemos destacar: la tuberculosis diseminada, el cáncer muy extendido, la delgadez o caquexia extrema, cirrosis hepática, las enfermedades cardíacas verdaderamente graves, personas que tienen un órgano trasplantado, y a las que se les ha extirpado la tiroides…y el miedo al ayuno. Cuando no es el mejor momento para ayunar, por ejemplo, cuando la persona toma muchos medicamentos, se aconseja una alimentación sana durante un tiempo más o menos prolongado antes de plantearse un ayuno. Todo ello depende de la enfermedad y del medicamento que esté tomando. No se pueden eliminar sin un estricto control médico: los anticoagulantes, los betabloqueantes, los broncodilatadores, la insulina, los corticoides, (yo tomaba muchos corticoides cuando pasé por el periodo de alergia crónica, por orden médica, gracias a Dios decidí dejarlos para siempre el día que empecé ayunar y me di cuenta lo malo que era para mi cuerpo ese medicamento. Sin olvidar que algunos pocos medicamentos no se pueden eliminar de por vida. Antes de una intervención, es recomendable ayunar un par de días o tres, o mantenerse a frutas o frutas y ensaladas, antes y después de cualquier operación verdaderamente necesaria e inevitable. No podemos olvidar que ahora mismo en los hospitales hay mucha gente "ayunando". Y están recibiendo solamente un poco de agua con algunas sales minerales o un poquito de azúcar. A este aporte le llamamos "suero", cuando en realidad es un poquito de agua, y nada más.

El organismo sano tiene siempre un depósito de reservas nutritivas necesarias que le ayudan a salir del apuro cuando se encuentra por necesidad durante varios días o semanas sin alimentos.

Durante el ayuno el organismo puede curarse y normalizarse a sí mismo con más rapidez y eficacia. Se pone al día en los retrasos de eliminación de sustancias de desecho y tóxicas y en la reparación de tejidos y órganos.

Con el ayuno el cuerpo no deja de alimentarse ya que se alimenta de sus propias reservas. Se alimenta de su propio interior. Mientras existen reservas almacenadas en el cuerpo hablamos de ayuno. Rara vez le damos unas vacaciones al aparato digestivo. Los órganos digestivos se ven sobrecargados de trabajo por el exceso de una alimentación no adecuada. El ayuno es una buena manera de "dar vacaciones" a todos los órganos digestivos, incluidos el hígado y el páncreas.

Los animales y los niños ayunan por instinto, dejan de comer cuando sus energías son necesarias en la desintoxicación y en relación. Ayunan en la enfermedad y en los accidentes. Cuando hay una crisis de desintoxicación (enfermedad aguda), un dolor físico y también cuando la persona se encuentra cercana a la muerte, son momentos buenos para ayunar. En esos momentos, con frecuencia, no hay ganas de comer, se pierde el apetito. La persona incluso puede incluso sufrir vómitos. El cuerpo rechaza la comida y si comemos aumentamos el sufrimiento.

.

Los animales que hibernan (oso, marmota, lirón) se pasan largos periodos sin ingerir alimentos, sólo asimilando las sustancias nutritivas acumuladas en sus células, tejidos y órganos.

Las semillas asimilan sus propias reservas para germinar o brotar en la primavera. En el ayuno hay una autolisis, proceso mediante el cual el cuerpo se alimenta de sus propias reservas.

Al contrario de lo que puede parecer, en el ayuno no se pasa hambre. Después de muchos años asesorando ayunantes no he visto que la persona pase hambre. Cuando se mantiene la sensación física de hambre apenas dura más de unas horas. Pocas veces dura 24 a 36 horas como máximo.

Más adelante no hay sensación hambre durante el ayuno, aunque algunas personas sienten algo así como "hambre psicológica". Incluso, aunque parezca mentira, hay muchas personas que mientras ayunan disfrutan de ver comer a otros o de hablar de comida o recetas. Todo depende del carácter de la persona, así como de la predisposición y los motivos para hacer el ayuno. Yo personalmente prefiero no hablar de comida, pero aun así tengo la voluntad de ver comida cuando debo atender a mis hijos, servirles desayuno, almuerzo, once o cena. Los niños les gusta picar entremedio de las comidas, pero me considero con bastante voluntad para no caer en tentación y continuar con mi largo ayuno de 24 horas.

Que comer después de ayunar

La realimentación tras el ayuno tiene que ser progresiva y a base de alimentos adecuados. Las frutas o los zumos de frutas son los alimentos más aconsejables en la realimentación. Las naranjas y las mandarinas durante el invierno y el melón o la sandía por su alto contenido en agua son las mejores frutas para comenzar a comer tras el ayuno. Un exceso de comida o unos alimentos no adecuados pueden dar al traste con los beneficios conseguidos con el ayuno.

Normalmente, la realimentación progresiva tiene que durar al menos la mitad de los días de ayuno, y mejor aún si la realimentación dura los mismos días que los de ayuno. Para un ayuno de una semana podemos comenzar a realimentarnos con fruta acuosa durante un par de días. El día tercero podemos añadir ensaladas. Al cuarto, si queremos, añadimos unas verduras cocidas.

Yo siempre opto por los jugos de fruta sin endulzar, y de preferencia más cítricos, piña, naranja y le aplico medio jugo de limón, y si vas a endulzar solo con miel.

Cuando uno sale de un ayuno será importante facilitar al organismo el proceso de digestión de comidas normales. Debido a que el sistema digestivo seguramente ha reducido la producción de enzimas y ha afectado la mucosa que recubre el estómago, comer de más o comer ciertos alimentos demasiado rápidamente podría causar problemas de salud, tales como nauseas, dolores de estómago o diarrea. Incorporar comidas normales lenta y estratégicamente te ayudará a romper un ayuno tranquilamente, sin alterar tu sistema digestivo.

Para el ayuno de un día, reserva un día para recuperarte. Tu organismo no estará tan estresado, pero ello no quiere decir que podrás ir directamente a comer comida chatarra. Puedes hacer caso a unos de estos días:

❖ Día 1: 2 tazas de jugo de fruta 250ml cada uno, diluidos con la mitad de agua. (banana, manzana, piña o arándanos. Bébelas con 4 horas de separación.

❖ Día 2: más jugo diluido de frutas o verduras, caldo de huesos y ½ taza de fruta (pera y sandía) cada 2 horas.

❖ Día 3: 1 taza de yogur y jugo de fruta para el desayuno; un bocadillo de ½ taza de sandía y jugo de verduras; sopa de verduras y jugo de fruta para el almuerzo; un bocadillo de ½ taza de manzana; verduras con un aliño de yogur y jugo de fruta para la cena.

❖ Día 4: 1 huevo cocido con jugo de fruta para el desayuno; un bocadillo de yogur; un poco de frijoles cocidos y verduras para el almuerzo; una manzana y un poco de nueces como bocadillo; una sopa de verduras más sólidas con jugo de fruta para la cena.

Ayunar regenera el sistema inmunológico

En cierta forma el ayuno genera los mismos beneficios que someter al cerebro a retos como tocar un instrumento musical, aprender un idioma nuevo o hacer ejercicio. Estos beneficios pueden cosecharse con sólo practicar ayunos. Los ayunos, tan socorridos para purificar el cuerpo dentro de la medicina tradicional y las tradiciones devocionales, han cobrado validez científica en los últimos tiempos. Se sabe que al entrar el cuerpo en cetosis y empezar a consumir sus reservas de glucosa (después de más de 12 horas sin consumir alimento) se produce un estrés que estimula al cerebro y se empiezan a generar factores neurotróficos, una familia de proteínas que promueven la sinaptogénesis y la neurogénesis, es decir, mejoran las conexiones y ayudan al crecimiento de neuronas. Sin embargo, los ayunos prolongados parecen tener efectos sumamente interesantes en el sistema inmune. Sugieren que cuando se ayuna por 3 días se presenta una pequeña revolución de células madres que producen toda una serie de nuevas células blancas, las cuales son esenciales en la regeneración del sistema inmunológico.

Durante el ayuno el cuerpo se deshace de las partes ineficientes o dañadas, esto es altamente prometedor para personas que han recibido quimioterapia.

¿Quieres aliviar ese resfriado o reforzar tu sistema inmunológico? ¿Quieres más bien en ese caso evitar enfermedades como el resfriado? Olvídate de las abundantes cantidades de vitamina C o cambios drásticos en el estilo de vida. Resulta que el viejo adagio de "no alimentar a un resfriado" puede ser un consejo científicamente acertado. Eso es según un estudio que dice que **ayunar de dos a tres días** restablece el sistema inmunológico, beneficiando a todos, desde adultos sanos hasta pacientes de quimioterapia.

Según un estudio realizado en Cell, las pruebas realizadas mostraron que los períodos prolongados de ayuno disminuyeron considerablemente los recuentos de glóbulos blancos. Esto produce un cambio en las vías de señalización de las células madre o células madre hematopoyéticas, que dan lugar a nuevos sistemas sanguíneos e inmunitarios.

Los científicos también están viendo los beneficios del ayuno en otras áreas de la salud, especialmente en el campo de la neurociencia. En un estudio, encontraron que el ayuno dos veces por semana puede reducir el riesgo de enfermedad de Alzheimer y de Parkinson.

También descubrió que el ayuno puede desafiar al cerebro a corto plazo y estimular dos químicos de mensajería que son clave para el crecimiento de nuevas células cerebrales. Esto ayuda al cerebro a volverse resistente a las placas de proteínas que conducen a enfermedades neurodegenerativas.

Para los pacientes con cáncer, la quimioterapia puede devastar el sistema inmunológico, razón por la cual la quimioterapia generalmente se complementa con medicamentos para estimular las células inmunitarias. Después de que la quimio haya terminado, el sistema inmunitario puede tardar casi un mes en recuperarse.

Sin embargo, el ayuno da la vuelta a un "interruptor regenerativo" qué indica a las células madre que creen nuevos glóbulos blancos y que, finalmente, regeneren todo el sistema inmunológico. Al mismo tiempo, se eliminan las partes viejas e ineficientes del sistema inmunológico. Este proceso no solo reinicia el sistema inmunológico, sino que también reduce el daño causado por los radicales libres y la inflamación en el cuerpo.

El ayuno ha sido una tradición practicada por varias culturas y religiones diferentes durante cientos de años. Los antiguos egipcios ayunaban y purgaban mensualmente para limpiar sus cuerpos, creyendo que toda enfermedad emanaba de los alimentos que ponían en su sistema. Platón, Hipócrates y Plutarco. Se citó a este último como famoso: "En lugar de usar medicamentos, hoy mejor ayuna". En el cristianismo el hecho de renunciar a un alimento para la Cuaresma es un símbolo del ayuno de Jesús durante 40 días en el desierto. Con la medicina moderna, nos hemos vuelto tan consumidores con la idea de tomar una pastilla para cada enfermedad, cuando a menudo la solución puede encontrarse en nuestra propia capacidad de autocuración, y ayunar es una de ellas.

Beneficios de los alimentos y sus vitaminas

Vitamina A: Son muchos los alimentos que contienen vitamina A, incluyendo todos los vegetales de hoja verde oscura y las frutas de color naranja, verde o amarillo. Dónde encontrar vitamina A. Frutas: Sandías, ciruelas, mandarinas, melón, mangos, duraznos y toronja rosada. Verduras: Nabos, tomates, camotes, calabazas, espinacas, plátanos, col, pimiento rojo, zanahorias, chícharos, hojas de mostaza, lechuga escarola, lechuga romana, endibias, acelgas y brócoli.

La vitamina A se caracteriza por tener unas grandes propiedades antioxidantes. Por lo tanto, tienen la capacidad de proteger a las células del organismo de los radicales libres, que son los causantes del envejecimiento, retrasando así muchos de sus signos, síntomas y enfermedades asociadas al paso del tiempo.

La vitamina A o retinol, tiene en el organismo múltiples funciones, interviene en la formación de los huesos, aumenta la resistencia a las infecciones, mejora la piel, dientes y cabello, también la vitamina A es responsable de una buena visión nocturna.

Los beneficios de la vitamina A en lo que al sentido de la vista se refiere son:

❖ Frenar la pérdida de la agudeza visual propia del envejecimiento.
❖ Proteger a la retina de su deterioro y de posibles enfermedades.
❖ Prevenir enfermedades derivadas de problemas en la tensión ocular, como el glaucoma.
❖ Mejora notablemente la visión nocturna.

alimentos con una mayor cantidad de vitamina A:

❖ Lácteos: leche, mantequilla y queso cheddar.
❖ Vegetales: zanahoria, brócoli, batata, col y espinacas.
❖ Fruta: melón, albaricoque y mango.
❖ Alimentos de origen animal: ternera, pollo, pavo y pescado.

Presencia habitual de alimentos que contengan Omega 3, un ácido graso muy eficaz para fortalecer la retina y que nos protege del ojo seco y de diversas enfermedades degenerativas de la vista. Si tomamos con frecuencia pescados como atún, salmón, sardinas o caballa nos aseguramos de que estamos ingiriendo las dosis necesarias de Omega 3.

Somos lo que comemos, Todo lo que se come y bebe afecta de alguna manera el funcionamiento del organismo. Alimentar: es cargar la maquina con combustible.

-

Vitamina C: El ácido ascórbico o **vitamina C** contribuye con muchas funciones del cuerpo, entre ellas, la absorción del hierro. Las grandes dosis de **vitamina C** generalmente no producen toxicidad porque, al ser una **vitamina** soluble en agua, ésta simplemente se expulsa a través de la orina

Hay vida más allá de la naranja y el limón. De hecho, si hablamos de vitamina C, estas frutas quedan muy lejos de ocupar el primer puesto. Descubre los alimentos que más vitamina C contienen
La Guayaba: Esta fruta exótica es pobre en calorías y rica en nutrientes. No solo te aporta vitamina C, sino también provitamina A, vitaminas del grupo B, y minerales como el potasio. Además, tiene un suave efecto laxante. Tiene 180 mg de vitamina C por cada 100 g.

La grosella negra: Esta fruta de sabor ácido es la más rica en vitamina C. Tiene casi 4 veces más cantidad que la naranja de esta vitamina antioxidante, que interviene en la absorción del hierro, favorece la producción de hormonas antiestrés, facilita la cicatrización y contribuye a reparar los vasos sanguíneos, la piel, los huesos y los dientes. Contiene 189 mg de vitamina C por cada 100 g.

El perejil: Se te van a ocurrir más platos donde ponerlo, si piensas que con 25 g de perejil fresco cubres el 70% de las necesidades diarias de vitamina C. ¿Cómo tomar estos 25 g? Pues por ejemplo en una ensalada, en un batido verde, como base de una salsa ligera para acompañar al pollo... Las posibilidades son infinitas. Te da 166 mg de vitamina C por cada 100 g.

El pimentón rojo: Los pimientos en general son ricos en esta vitamina, pero el rojo más que el verde (80 mg/100 g). Y no solo tiene vitamina C, sino que también te aporta vitamina A, E, B6 y ácido fólico, por lo que comerlo regularmente mejora la vista, la digestión, la salud cardiovascular, favorece la eliminación de toxinas y refuerza las defensas. Te aportará 140 mg de vitamina C por cada 100 g.

El Brócoli: En Inglaterra su tallo está considerado un manjar que se reserva a los niños, que lo comen crudo, ya que es la mejor manera de asimilar toda su vitamina C. Si no te gusta crudo, procura que su cocción sea corta y quede crujiente. Sabemos que es como las coles de Bruselas, o lo amas o lo odias, pero dale una oportunidad. Es ideal para ayudar a tu sistema inmunitario. Contiene 110 mg de vitamina C por cada 100 g.

El kiwi: Asegúrate de que sea una de las tres piezas de fruta que tomes al día. Y no solo por su alto contenido en vitamina C, sino porque estimula el tránsito intestinal y por su contenido en potasio (295 mg/100 g), que lo hace muy diurético. Además, apenas contiene sodio, con lo que evita la hinchazón y ayuda a controlar la presión sanguínea. Aporta 100 mg de vitamina C por cada 100 g.

La naranja: Con casi una cuarta parte de vitamina C que la grosella negra, la naranja se sitúa a la cola de los alimentos con más vitamina C. Pero su cantidad tampoco es nada desdeñable y de media cubre el 50 % de la cuota diaria recomendada de este nutriente. Por cada 100 gramos la naranja tienes 50 mg de vitamina C.

Vitamina B: Las vitaminas del complejo B son vitales, tanto para ayudar al organismo a utilizar grasas y proteínas de manera eficiente como para mantener la digestión, el corazón, la piel, las articulaciones y el sistema nervioso sanos y completamente operativos.

B de buenas contra la hinchazón
La acción conjunta de las vitaminas del grupo B favorece el correcto funcionamiento del sistema digestivo. La vitamina B3 (niacina), por ejemplo, es necesaria para la metabolización de los alimentos, la producción de jugos gástricos y la secreción de bilis, que son esenciales para la digestión de las grasas. Su déficit podría provocar diarrea, indigestión o falta de apetito.

La vitamina B1 (tiamina) también participa en la producción de los ácidos del estómago y en el tono muscular de los intestinos. Un nivel bajo de ácidos estomacales podría dar lugar a una desagradable hinchazón, gases y movimientos intestinales. La vitamina B2 (riboflavina) potencia las membranas mucosas del intestino, mientras que la vitamina B5 (ácido pantoténico) favorece el tránsito intestinal.

Por último, la vitamina B12 (metilcobalamina y cobalamina) es importante para fortalecer el tejido nervioso. Una carencia de esta vitamina B podría reducir el número de mensajes enviados al sistema gastrointestinal, lo que pondría en peligro la digestión y provocaría estreñimiento e irregularidades intestinales.

B de buenas para el cerebro
Si pensamos en la cantidad de funciones que realiza el cerebro, no es de extrañar que se necesiten todas las vitaminas de tipo B para mantenerlo en perfecto estado.

Conservar la función cognitiva, la motivación y el estado de ánimo, al tiempo que se reducen las probabilidades de padecer Alzheimer, requiere una buena combinación de vitaminas B6 (piridoxina), B12, B3, B1 y ácido fólico. Los avances en la investigación han identificado que estas vitaminas concretas del grupo B son la clave para reducir la tasa de deterioro cognitivo y evitar la depresión.

B de buenas para el corazón
Las enfermedades coronarias destacan como la causa más frecuente de muerte antes de los 65. Por eso, es natural preocuparse por la salud de nuestro corazón a medida que pasan los años. ¿Y en qué pueden ayudar las vitaminas del complejo B?

Son cada vez más los estudios que indican que unos niveles elevados de homocisteína en plasma son un importante indicador de riesgo de padecer enfermedades cardiovasculares. Así pues, es esencial mantener unos niveles adecuados de homocisteína para reducir dicho riesgo.

B de buenas contra el estrés
Las vitaminas del grupo B son un cofactor esencial de ciertas enzimas que participan en la producción de hormonas suprarrenales. Dichas hormonas son las encargadas de regular muchos procesos del organismo, y además ayudan a adaptarse al estrés y a gestionar la ansiedad.

La respuesta suprarrenal al estrés provoca una aceleración del metabolismo de las células, lo que aumenta la cantidad de nutrientes necesarios y puede provocar carencias. Según la investigación, el estrés crónico agota las reservas de vitamina B6, por lo que tomar un suplemento para mantener unos niveles adecuados puede ser una buena opción en términos terapéuticos.

Sin embargo, no se debe subestimar el valor de otras vitaminas del grupo. Cada una de las vitaminas que forman parte de la formulación de un suplemento de complejo B tiene un efecto esencial sobre la función suprarrenal y todas ellas son igual de importantes a la hora de facilitar una correcta respuesta al estrés.

Las vitaminas B3, B5 y B6 se emplean en la producción hormonal, mientras que el resto de vitaminas B contribuyen a generar energía. Son mucho más efectivas si trabajan en grupo que si lo hacen de manera individual.

B de buenas para las articulaciones
Los estudios han indicado que la vitamina B3 tiene propiedades antiinflamatorias que podrían ofrecer protección frente a síntomas de la artritis y evitar la necesidad de consumir medicamentos antiinflamatorios.

Además, la vitamina B5 puede resultar de ayuda para aquellos que padecen artritis reumatoide ya que se ha descubierto que sus niveles de esta vitamina en sangre son inferiores a los de las personas sanas.

Los científicos han descubierto que cuanto más bajos sean los niveles de vitamina B5, más extremos serán los síntomas. Otros estudios han revelado que la vitamina B5 puede mejorar la rigidez matutina y el dolor asociado a la artritis reumatoide.

B de buenas para la vista

Con el paso del tiempo, la salud visual puede deteriorarse y provocar miopía, cataratas o degeneración macular relacionada con la edad (AMD), lo que en última instancia puede derivar en pérdida de visión. Por suerte, la vitamina B2 (riboflavina) también actúa conjuntamente con otros nutrientes para favorecer una buena visión. Los estudios llevados a cabo con animales determinaron que las ratas alimentadas con una dieta pobre en riboflavina desarrollaron cataratas, mientras que otros estudios han llevado a otros investigadores a la conclusión de que la carencia de riboflavina también puede contribuir a la ceguera nocturna.

Alimentos con vitamina B:

Sardinas: El complejo de vitamina B podemos encontrarlo en muchos alimentos: Son uno de los alimentos que más vitamina del complejo B contienen: B1, B2, B3, B9 y B12.
Además, tienen pocas calorías por lo que este pescado es ideal para una dieta equilibrada.

Legumbres: Entre las que contienen mayor cantidad de esta vitamina están los garbanzos, lentejas, guisantes, soja, frijoles y habas.

Yema de huevo: Aquí podemos encontrar una gran fuente de vitamina B (B12, B6, B2 y B1).

Salmón: Es otro de los pescados ricos en vitamina B (B1, B2, B3, y B6) y contiene ácidos grasos Omega 3 que previene enfermedades graves y reduce el colesterol en sangre.

Frutos secos: La encontramos sobre todo en las semillas (girasol, calabaza, lino) y en las nueces, almendras, avellanas y cacahuetes.

Vitamina C: La vitamina C (ácido ascórbico) es una vitamina que el cuerpo necesita para formar los vasos sanguíneos, los cartílagos, los músculos y el colágeno en los huesos. También es vital en el proceso de curación del cuerpo. La vitamina C, un antioxidante, puede proteger las células frente a los efectos de los radicales libres, es decir, moléculas generadas cuando el cuerpo descompone los alimentos o cuando se lo expone al humo de tabaco y a la radiación. Los radicales libres podrían influir en las enfermedades cardíacas, el cáncer y otras enfermedades. La vitamina C también ayuda a que el cuerpo absorba y almacene hierro. Como el cuerpo no produce vitamina C, necesitas obtenerla de la dieta. Esta vitamina está presente en los cítricos, las bayas, las papas, los tomates, los pimientos, los repollos, las coles de Bruselas, el brócoli y la espinaca. La vitamina C también se vende como un suplemento oral, normalmente, en forma de cápsulas o tabletas masticables. Las personas con afecciones gastrointestinales y algunos tipos de cáncer pueden ser más propensos a la deficiencia de vitamina C. Esta vitamina también se utiliza para incrementar la absorción de hierro del tracto gastrointestinal. La deficiencia grave de vitamina C puede causar una enfermedad que se caracteriza por la anemia, encías sangrantes, moretones y la cicatrización incorrecta de las heridas (escorbuto). Si tomas vitamina C por sus propiedades antioxidantes, ten en cuenta que los suplementos podrían no ofrecerte los mismos beneficios que los antioxidantes que se encuentran naturalmente en la comida.

La cantidad diaria recomendada de vitamina C para los hombres adultos es de 90 miligramos y para las mujeres adultas es de 75 miligramos.

Evidencia

Las investigaciones sobre el uso de la vitamina C para afecciones específicas demuestran lo siguiente:

* **Cáncer.** Consumir una dieta rica en frutas y vegetales podría disminuir el riesgo de contraer muchos tipos de cáncer, como cáncer de mama, de colon y de pulmón. Sin embargo, no está claro si este efecto protector se relaciona con el contenido de vitamina C de los alimentos. Tomar suplementos de vitamina C por vía oral no parece ofrecer el mismo beneficio.
* **Resfriado común.** Tomar suplementos de vitamina C por vía oral no evita el resfriado común. Sin embargo, existe cierta evidencia que demuestra que cuando las personas que toman suplementos de vitamina C con regularidad se resfrían, la enfermedad dura menos días y los síntomas son más leves. No sirve de ayuda empezar a tomar suplementos de vitamina C solo después de haber contraído un resfriado.
* **Enfermedades oculares.** Tomar suplementos de vitamina C por vía oral junto con otras vitaminas y minerales parece evitar que la degeneración macular relacionada con la edad empeore. Algunos estudios también sugieren que las personas que tienen niveles más altos de vitamina C en sus dietas corren menor riesgo de padecer cataratas.

En algunas personas, el uso de vitamina C por vía oral puede ocasionar cálculos renales. El uso prolongado de suplementos de vitamina C por vía oral superior a los 2000 miligramos por día aumenta el riesgo de sufrir efectos secundarios significativos.

Antes de someterte a cualquier prueba, dile al médico que estás tomando suplementos de vitamina C. Los niveles altos de vitamina C podrían afectar los resultados de ciertos exámenes, como los análisis de heces para detectar sangre oculta o los exámenes de detección de glucosa.

Alimentos con más vitamina C:

Fresas: Una de las bayas más saludables y deliciosas del planeta. Las fresas contienen una cantidad extrema de Vitamina C. Las fresas no sólo son un alimento con Vitamina C, también es un alimento rico en fibra y antioxidantes que reducen el estrés oxidante y protegen el corazón del exceso de colesterol. Una sola ración satisface cerca de la mitad de su ingesta diaria de Vitamina C.

Frutas Cítricas: Naranjas, toronjas, limones y limas. Las frutas cítricas tienen muchísima Vitamina C. Pele una naranja mediana para que obtenga 70mg. Un vaso de jugo de naranja tiene hasta 93mg de Vitamina C, y un vaso chico de jugo de toronja tiene hasta 70 mg de Vitamina C. Las naranjas son el alimento más popular de los que contienen Vitamina C.

Kiwi: Originaria de Nueva Zelanda, podría sorprenderlo el hecho de que esta fruta pequeña y verde tiene más Vitamina C que una naranja También tienen muchos flavonoides y tanto potasio como el plátano. Hay estudios que han demostrado que los niños que comen esta fruta rica en Vitamina C tienen un tracto respiratorio más fuerte que los niños que no comen este alimento.gr

Los Pimientos: Los pimientos son otro alimento que contiene mucha Vitamina C, al igual que beta caroteno. De hecho, estos coloridos vegetales han sido estudiados debido a sus beneficios cardio-protectores para la salud, y también se ha demostrado que evitan las cataratas, la formación de coágulos y también pueden reducir la probabilidad de padecer infartos y embolias. Media taza de pimiento rojo crudo contiene más de 140 mg de Vitamina C. Todos los pimientos tienen mucha Vitamina C, pero el amarillo es el que más contiene este nutriente y el rojo ocupa el segundo lugar de la lista

Tomates: Los tomates rojos y brillantes son otro alimento común que contiene mucha Vitamina C. Trate de usar tomates disecados con el sol porque tienen una concentración particular de este nutriente esencial. Sólo una ración de 100 gramos tiene más de 100 mg de Vitamina C.

Hierbas Selectas: Muchas hierbas frescas como el cilantro, el cebollín verde, el tomillo, la albahaca y el perejil tienen mucha Vitamina C. Compre hierbas frescas y rocíe cada comida con ellas. De hecho, una taza de albahaca fresca tiene más de 130 mg de Vitamina C. Y el tomillo ocupa el primer lugar, con 160 mg por taza.

Brócoli: Ya sea que lo coma crudo o cocinado, nunca puede equivocarse con el brócoli. De hecho, además de sus múltiples beneficios nutritivos y fibrosos, una ración de este arbolito verde tiene más de 90 mg de Vitamina C. El brócoli también es uno de los mejores alimentos para la desintoxicación que usted puede añadir a su dieta.

Hojas Verde Oscuro: Las algas, los brotes de mostaza, los brotes de nabo, los berros, las acelgas y las espinacas, al igual que otras hojas verdes oscuro, son estupendos alimentos ricos en Vitamina C que hay que agregar a la dieta. Dado a que ofrecen distintas cantidades de este nutriente esencial, son muy saludables para usted. Las algas son la mejor opción, pueden ofrecerle hasta 130 mg de Vitamina C en una ración.

Melones: Muchos melones tienen Vitamina C. Sólo una taza de melón brinda alrededor de 67 mg de Vitamina C, además de bastante Vitamina A y potasio. Al igual, la sandía es otra excelente fuente de Vitamina C, incluso una ración cubrirá el 112% de sus requerimientos diarios.

Guindas: La guinda es una fruta pequeña y roja repleta de Vitamina C De hecho contiene cerca de 65 veces la cantidad de Vitamina C que una naranja. Una sola baya tiene todas las cantidades recomendadas de Vitamina C que usted necesita. Se recomienda comer bayas del acerola frescas y crudas, pero también puede comprarlas en polvo.

Guía para la buena digestión

Hidrátate: La manera más eficaz de mejorar la salud intestinal es beber más agua", sentencian los expertos. El intestino es un tubo largo resbaladizo y para que funcione correctamente digamos, que resbale debe estar bien hidratado. Sin embargo, no vale con beber cualquier líquido, el agua es el mejor. Es recomendable no consumir bebidas azucaradas en exceso, ya que alimentan las bacterias intestinales menos saludables.

Mastica bien los alimentos: La digestión es una tarea exigente que requiere una gran cantidad de energía, especialmente con algunos alimentos complicados de deglutir. Los expertos recomiendan tomar bocados pequeños y masticar la comida hasta que esté perfectamente licuada o haya perdido su sabor. Es importante tragarlo todo antes de meternos otro bocado en la boca.

Note obsesiones con ir al baño: La idea de que es necesario un movimiento intestinal diario no es cierta para el 75% de nosotros. Una actividad intestinal normal está en un mínimo de tres veces a la semana y un máximo de tres veces al día. Además, los expertos aconsejan no obsesionarse con su aspecto de las heces ya que tampoco tienen que estar perfectamente estructuradas.

Comer más fibra no es siempre la solución: Para paliar los problemas de estreñimiento muchas personas optan por aumentar la ingesta de fibra, pero esta solución no siempre es la adecuada: si las dificultades para ir al baño se deben a un problema de tránsito lento, la fibra es el peor remedio y se incrementarán el dolor y la sensación de hinchazón. En todo caso, los nutricionistas recomiendan tomar la fibra regularmente, pero sobre todo la proveniente de la fruta más que la de cereales o salvados, así como mantener el intestino activo y en movimiento para que funcione correctamente.

Evita los alimentos procesados: La protección de las bacterias intestinales es clave para una buena salud digestiva, sin embargo, "hay productos químicos, aditivos, ingredientes y azúcares modificados genéticamente en los alimentos procesados que pueden tener un impacto negativo en las bacterias del intestino y en la mucosa intestinal en general", comenta Foster. No hay que erradicarlos radicalmente de nuestra dieta, pero deben ser un alimento ocasional y no la tónica diaria.

Tómate un respiro antes de comer: Debido a los ajetreados ritmos de vida y a las intensas jornadas laborales, es bastante común comer estresados y en el mínimo tiempo posible y esta es una de las causas más comunes que produce la sensación de hinchazón estomacal. Realizando unas respiraciones profundas antes de comer podemos relajar nuestro sistema nervioso asociado con el estrés y activar el parasimpático que ayuda a que la digestión se realice correctamente.

Encontrar y averiguar la causa. El aumento de los casos de alergia alimenticias ha hecho que muchas personas opten por eliminar de sus dietas el gluten o los lácteos, pero los especialistas en nutrición recomiendan irlos retirando paulatinamente para averiguar cuáles son los verdaderos responsables de las molestias digestivas "La mayoría de la gente tiene un problema concreto que genera el 70% de sus síntomas intestinales por lo que debe esforzarse en encontrarlo y eliminarlo antes de dejar de comer de todo".

Dos minutos diarios de gárgaras: La digestión comienza en el cerebro cuando el nervio vago, que se encuentra entre el cerebro y el intestino, envía las señales que desencadenan la producción de ácido del estómago y las enzimas digestivas, explican los expertos. En muchas ocasiones, las digestiones pesadas se deben a que el envío de esta señal es vago o débil, pero se puede reforzar haciendo gárgaras durante dos minutos al día con un colutorio específico o simplemente con un buche de agua.

Deja 12 horas entre la cena y el desayuno: El revestimiento del tubo digestivo se compone de una sola capa de células que se reponen cada 72 horas, pero esta reparación no se realiza correctamente si el intestino está trabajando al mismo tiempo haciendo la digestión. Con un espacio de 12 horas entre las comidas, se da el margen suficiente para que se puedan reparar y reponer las mencionadas células.

Evita el azúcar: Tiene un efecto profundamente negativo en el intestino ya que "alimenta las bacterias dañinas que causan hinchazón y causa todo tipo de daños en el revestimiento del intestino", explica Foster, que alerta que no sólo el azúcar que contiene la bollería o el chocolate resulta perjudicial, sino que algunos alimentos bajos en grasas, bebidas energéticas o zumos de frutas también cuentan con altas dosis concentradas de azúcar.

El exceso de ácido puede no ser la causa de sus problemas: Muchas personas que sufren de indigestión, reflujo o acidez estomacal piensan que es porque producen demasiado ácido, pero existen las mismas probabilidades de que no generen el suficiente. Tratar de comer un poco de **proteína** en cada comida y masticar bien los alimentos ayuda a aumentar la producción de ácido para que nuestras digestiones se realicen correctamente.

Levanta las rodillas cuando vayas al baño: En efecto, no nos ponemos en la posición correcta cuando vamos a hacer de vientre. "No estamos diseñados para defecar sentados", deberíamos hacerlo de cuclillas enderezando el colon y reduciendo la presión. Los retretes comunes hacen que sea prácticamente imposible adoptar esta postura, pero utilizando un reposapiés o palangana para elevar las rodillas hasta que estén más altas que las caderas nos ayudará a cambiar el ángulo del colon para mejorar nuestro tracto digestivo.

Limita el uso de medicamentos: Los antibióticos acaban con las bacterias intestinales y muchos de los medicamentos que se recetan, incluidos los medicamentos para la presión arterial, los analgésicos y los tratamientos para la ansiedad, pueden interferir con el proceso digestivo, causando acidez o reflujo ácido", explica Foster. Sobre todo, no cometas el error de añadir un medicamento más con el objetivo de erradicar este problema. Consulta a tu médico si hay alguna alternativa para evitar las medicinas que te provocan malestar intestinal.

Consejos para el cuidado de la salud

Ser Agradecido

Consumir frutas y verduras, legumbres y cereales integrales

Hacer deporte

Descansar al menos siete horas por día

Albergar sentimientos positivos

Consumir alimentos antioxidantes, con vitaminas y minerales

No Comer fuera de hora

Ser ordenado para prevenir estrés

Cultivar la vida espiritual

Dar prioridad a la familia

Reconocer a Dios como el creador de la vida

No ser sedentario

No bebe alcohol, no fumar no a la droga

No ser violento

No tener sentimientos de envidia u odio

No consumir cafeína, azúcar o sal en exceso

No automedicarse

No ser depresivo, negativo

No trabajar en exceso

No tener hábitos higiénicos

No ignorar a Dios

www.ingramcontent.com/pod-product-compliance
Lightning Source LLC
Chambersburg PA
CBHW071229240726
48654CB00009B/973